一本系统总结和阐述各种胃癌病理亚型的内镜书

基于组织学分类的
早期胃癌病理和内镜图谱

——从一个病例出发，认识一类疾病

荣誉主编　钱可大　蔡建庭

主　　编　陆新良　许晶虹

副主编　朱春鹏　宋　楷　杨　琦　王瑜琪

人民卫生出版社

·北 京·

图书在版编目（CIP）数据

基于组织学分类的早期胃癌病理和内镜图谱 / 陆新良，
许晶虹主编. -- 北京 ： 人民卫生出版社，2024.12.
ISBN 978-7-117-36602-1

I. R735.22；R735.204

中国国家版本馆 CIP 数据核字第 202451HV20 号

基于组织学分类的早期胃癌病理和内镜图谱
Jiyu Zuzhixue Fenlei de Zaoqi Weiai Bingli he Neijing Tupu

主　　编　　陆新良　许晶虹
出版发行　　**人民卫生出版社**（中继线 010-59780011 ）
地　　址　　北京市朝阳区潘家园南里 19 号
邮　　编　　100021
E - mail　　pmph @ pmph.com
购书热线　　010-59787592　010-59787584　010-65264830
印　　刷　　北京盛通印刷股份有限公司
经　　销　　新华书店
开　　本　　787×1092　1/16　　印张：14.5
字　　数　　300 千字
版　　次　　2024 年 12 月第 1 版
印　　次　　2024 年 12 月第 1 次印刷
标准书号　　ISBN 978-7-117-36602-1
定　　价　　159.00 元

编者名单（按姓氏笔画排序）

马　旭	李余轶	陈佳敏
马剑娟	李培伟	周淑霞
王小英	杨　彬	河内洋（日本）
王冰洁	杨　琦	钟丹丹
王瑜琪	吴伦坡	段　容
中野薰（日本）	吴俊俊	姜珊珊
方　诚	宋　楷	徐　嵩
平澤俊明（日本）	张　磊	徐　霞
叶　俊	张晗芸	陶思琪
朱春鹏	张韵竹	隋子奇
竹内賢吾（日本）	陆丽芬	程　悦
闫　玉	陆新良	谢传高
许志朋	陈旭永	楼国春
许晶虹	陈妙研	

序 一

2023 年《中华肿瘤杂志》发表文章显示,我国胃癌发病率位列所有恶性肿瘤第三位,每年新发病例 40 万~50 万人。遗传倾向、不良饮食习惯、幽门螺杆菌感染等,都增加了胃癌的发生风险。

我国不同地区早期胃癌检出率仅占胃癌的 5%~20%,而早期胃癌术后 5 年生存率可达 90%~95%。早期胃癌的诊断需要胃镜检查,因此,建议将胃镜检查作为体检项目,以筛查为目的,提高早期胃癌及癌前期病变检出率。

世界卫生组织和日本医学界针对早期胃癌诊断标准存在的差异,迄今依然存在。日本《胃癌处理规约(第 15 版)》(以下简称《规约》)历经 55 年,多次修订,治疗理念不断更新。从提出早期胃癌的概念、病理组织学分类,到确定内镜黏膜切除术(EMR)、内镜黏膜下剥离术(ESD)方法等,《规约》对胃癌的诊断和治疗具有重大的国际影响。

本书以《规约》中病理学分类为依据,选择典型病例,描述内镜特征,并对内镜 ESD 术后或开腹手术后标本的病理特点进行描述,图文并茂,并延伸阅读,言简意赅地讨论该胃癌亚型的研究进展,达到综述的效果。历经三年,消化专业医生团队从浙江大学医学院附属第二医院和日本癌研有明医院的近十年胃癌病例中,最终精选 59 例并进行解析。力求通过一个病例,使读者认识一类疾病。这可以说是国内第一本系统总结和阐述各种胃癌病理亚型的内镜专著。不论是初学者还是资深的医生,阅读后定感受益匪浅。我有幸优先阅读并受邀作序,特予热诚推荐此书。

钱可大

2024 年 1 月

序 二

2022年是五味杂陈的一年。年末之际，因染"新冠"而居家，恰好收到陆新良教授委托，给他主编的专著写个序。我欣然应允，居家期间不期而遇的免费"充电卡"，如同在茫茫沙漠里偶遇了一片绿洲。

花了整整三天时间，我认认真真通读了全书的每一个章节，后来觉得不过瘾，上班后又抽时间复读了其中一些章节，部分内容还做了学习笔记，收获颇丰。与其说写序，还不如说写点读后感更为合适。

近些年来，消化道早癌内镜下识别及治疗技术在国内受到同道们的热捧，各种相关书籍及讲座层出不穷，大大促进了国内消化道早癌的内镜诊治水平。胃癌作为我国最常见的恶性肿瘤之一，其分类较为复杂。客观上讲，内镜下发现胃早癌的难度要高于食管及结直肠早癌，而且不容易系统掌握。目前市面上常见的有关消化道早癌诊治方面的书籍，大部分是由日本同行的专著翻译而来，国内相关参考书籍不是很多。这本专著非常有特色，从阅读第一章节，我就被深深吸引。每个章节都是从一例典型病例开始，用规范化、专业化词汇详细描述了该病例的内镜下典型表现，并附有精美内镜图片。同时对内镜ESD术后或手术后标本的病理特点进行详细描述，并对病理图片进行标注，结合免疫组织化学结果对不同的胃癌组织进行病理亚型分类，让读者一目了然，非常方便记忆。令人印象深刻的是，每一例病例都有精心编写的"延伸阅读"，详细阐述该类型胃癌的相关概念、最新的诊治进展情况和相关背景知识、发病概况、内镜下是否有特征性表现、肿瘤早期是否容易并发淋巴结转移等临床特征，以及肿瘤预后，等等。总之，通过一个典型病例及延伸阅读，就可以对这一类型的胃癌有个非常清晰且系统的了解。全书通过59例典型案例，针对不同病理类型的胃癌进行详细介绍。通过阅读本书，能够帮助我们更加系统、全面地掌握不同病理类型的胃癌相关知识，有助于梳理平时积累的碎片化知识，使其条理化、系统化。通过阅读本书，让我受益匪浅，我很高兴看到国内专家能够出版这样一本很高质量的有关胃早癌的专著，我也非常愿意给大家推荐这本优秀的书籍。

宁守斌
2023年12月

序 三

胃癌曾经是最高发的恶性肿瘤之一。在过去几十年,得益于生活方式改变、胃癌早筛和胃镜的广泛应用,胃癌的发病率一直在下降。尽管我国胃癌的发病率和死亡率已降到各种肿瘤的第三位(2020 年数据),但中国的人口基数大,中国人胃癌新发病例约占全球胃癌新发病例的 40%,因此降低胃癌发病率和死亡率仍然是减轻疾病负担的重要任务。

在我国,胃镜检查已普及化,早期胃癌在胃癌总体中的比例越来越高,从而也整体提高了生存率和生存质量。内镜医师技术水平日益提高,内镜黏膜切除术(EMR)和内镜黏膜下剥离术(ESD)也广泛开展,从而使患者的创伤减小,康复加速,生活质量提高。目前病理诊断仍然是最后诊断,早期胃癌的正确诊断和 EMR、ESD 样本的正确处理和详细取材,以及准确报告对患者真正获益非常重要。病理医师与消化内镜医师的密切配合,相互支持,值得发扬光大。

由浙江大学医学院附属第二医院消化内镜医师陆新良和病理医师许晶虹共同主编的这本书,正是这种密切配合的一种体现。因许晶虹医师之邀写序,使我有机会先阅读该书的文稿,读后印象深刻。该书以病理学分类为导引,以典型病例为样本,并在每个病例后附延伸阅读,加深对疾病的理解,并扩大知识面。该书有丰富、高质量的图片,包括各类胃镜图像及相对应的病理学图片。正如编者所说的,"通过一个病例,认识一类疾病",这该是书籍编写的初心吧。我想,通过对该书的学习,可以帮助读者做到"通过对疾病的认识,诊断一个疾病",最后实现精准治疗。假如这种病理与消化内镜的密切合作能够更加深入,建立"数据池",通过人工智能技术实现多模态的整合,就会使胃镜的诊断更准确、更高效。希望该书能够得到读者的肯定并造福病患。

来茂德

2023 年 12 月

前　言

　　胃癌是我国最常见的恶性肿瘤之一,早期诊治 5 年生存率可达 90%~95%,而晚期预后较差。目前认为,提高胃癌预后的最主要手段是通过内镜检查早期诊断、早期治疗,因此,早癌的诊治需重点关注、重点投入。近些年来,国内外陆续出版的大量早期胃癌病例集通过经验分享的方式提高消化内镜医师早期胃癌的诊治能力。病例集的优点在于病例典型、客观、印象深刻,然而缺乏系统性,不能够满足医师检索所需病种的需求。胃癌无论是在分子生物学层面、还是组织病理学层面上,都是一类具有显著异质性的疾病。典型的病例分享不足以系统、全面地概述临床所遇到的胃癌病例,而目前尚没有一本包括所有早期胃癌类型的参考书,能够覆盖临床上所能遇到的所有不同类型的早期胃癌内镜病理特征和临床诊治进展。

　　作为百年老院的浙江大学医学院附属第二医院,自 1974 年引进第一批胃镜开始,胃癌诊治一直是消化学科发展的重点方向。作为首批中国医师协会消化内镜医师培训基地和无痛内镜培训基地,浙江大学医学院附属第二医院消化内科团队的"胃癌及微小胃癌"的研究成果曾获得浙江省科学技术进步奖,并与日本国立癌症中心中央病院、日本癌研有明医院、东京医科大学病院、美国耶鲁大学医学院消化内镜中心等建立了长期协作关系,开展学术交流和疑难病例联合讨论会诊。多年来连续举办"胃肠早癌广济论坛""消化内镜西湖论坛"和"西湖国际胃癌学术论坛"等国家级继续教育项目和学术会议,整合国内外学术资源,提高医师早癌识别诊断能力和操作技能,我院胃癌早期诊断率一直保持 50% 以上。2022 年,浙江大学医学院附属第二医院消化内科出院 15 053 人次,平均住院日 2.67 天;门诊 427 397 人次;消化内镜 181 484 人次;胃癌早期诊断率58.13%;在浙江省疾病诊断相关分组(DRG)排名中,浙江大学医学院附属第二医院内镜黏膜下剥离术(ESD)/内镜黏膜切除术(EMR)/射频治疗位居第 1 位,其中 ESD 1 813 人次。

　　知无涯,学无境。学习是一生的事业,一个好的学习方式、一本好的参考书,可以让医务工作者的学习更加高效、医术更加精湛。如何让临床医师系统掌握早期胃癌知识,是本书努力的方向。

日本作为东亚胃癌高发区,其胃癌防治战略成效显著,并涌现出一批国际权威的消化道内镜医师和病理医师。病理是肿瘤诊断的"金标准",更是指导治疗的重要依据。本书参考日本最新版《胃癌处理规约(第15版)》,以胃癌病理组织学分类为基础框架、从典型病例出发,系统阐述各种病理亚型早期胃癌内镜病理特征,并进一步通过"延伸阅读"阐述该类型胃癌的概念、内镜表现、临床特征和预后等,为临床医师提供参考。无论临床医师遇到哪一类型的胃癌,均能快速地从本书中找到相应的参考和背景知识。

我们经过3年准备,精心筛选了我中心和日本癌研有明医院近10年典型胃癌病例,最终通过59例典型病例详尽阐述了各种类型胃癌的内镜病理特征和临床要点。本书基于胃癌的病理分类,每个类型均从一个典型病例出发,结合相应类型胃癌的研究进展,为读者提供"通过一个病例,认识一类疾病"的机会,愿能成为消化科、内镜科和病理科医师喜爱的案头书。

陆新良　许晶虹

浙江大学医学院附属第二医院

2023年3月

目　录

绪论

　　胃癌是在环境和基因的多种病因作用下,表现为生物学和遗传学异质性的肿瘤。胃癌形态学特征包括组织结构、生长方式、细胞分化和组织发生等,均具有异质性。由于胃癌肿瘤内和肿瘤间的组织学异质性表现,出现了许多胃癌的组织病理学分类。国际上最常用的分类有日本胃癌协会(Japanese Gastric Cancer Association,JGCA)分类、世界卫生组织(World Health Organization,WHO)分类、中村分类和 Lauren 分类。

　　2017 年,JGCA 制定了《胃癌处理规约(第 15 版)》。将胃部疾病的组织学分为良性上皮性肿瘤、恶性上皮性肿瘤、非上皮性肿瘤、转移性肿瘤、瘤样病变、特殊的消化道息肉病及其他等七个大类。本书的编排正是基于此分类。

　　良性上皮性肿瘤即胃腺瘤,是指具有明确边界的良性上皮性病变,以管状结构为主的上皮内非浸润性肿瘤。根据组织形态学及黏液表型不同,分为肠型腺瘤和胃型腺瘤,后者也称为幽门腺腺瘤。

　　恶性上皮性肿瘤即胃腺癌。根据发生频率的高低分为一般类型和特殊类型。一般类型为常见的类型,发生频率高。有以下五种组织学类型:乳头状腺癌(pap)、管状腺癌(tub)、低分化腺癌(por)、印戒细胞癌(sig)和黏液腺癌(muc)。管状腺癌(tub)包括高分化(tub1)和中分化(tub2)两种不同分化程度的亚型。高分化(tub1)形成明确的管状腺管;中分化(tub2)的腺腔形成不如高分化明显,可呈牵手样的分支、融合及筛状结构。缺乏腺腔形成的癌为低分化腺癌(por),由于组织学形态和生物学行为不同,分为实体型(solid type)和非实体型(non-solid type)。实体型低分化腺癌(por1)的肿瘤细胞排列呈腺泡状或无明显腺腔形成的巢团状,间质纤维形成较少。非实体型低分化腺癌(por2)的癌细胞呈小巢团状、条索状或单个性,其生长方式为弥漫性浸润,常伴有丰富的间质纤维。硬癌即包含于 por2。当有两种及以上组织学亚型时,按优势类型的顺序进行记述,如:tub2>por2>sig。若在一般类型胃癌中出现特殊类型的胃癌,需要特别写出。

　　胃癌的特殊类型包括类癌、内分泌细胞癌、伴淋巴样间质的癌、伴肠母细胞分化的腺癌、肝样腺癌、胃底腺型腺癌、鳞状细胞癌、腺鳞癌、未分化癌及其他癌。其他癌中包含了更为少见的绒毛膜癌、癌肉瘤、浸润性微乳头状腺癌等,多和一般类型腺癌合并存在。类癌和内分泌细胞癌属于神经内分泌肿瘤(neuroendocrine neoplasm,NEN),在 WHO 分类中,分别称为神经内分泌瘤(neuroendocrine tumor,NET)和神经内分泌癌(neuroendocrine carcinoma,NEC)。本书采用的名称为后者,国内应用较广的 WHO 分类中的名称。胃底腺型腺癌是由日本学者观察命名的胃癌类型,是第 15 版 JGCA 组织学分类中的新类型。

由于其形态温和及生物学行为良好,病变的性质受到西方学者的质疑。随着近些年对胃底腺型腺癌观察研究的深入,学术界普遍认为此病变存在一个谱系,分别为泌酸腺腺瘤、胃底腺型腺癌和胃底腺黏膜型腺癌,其生物学行为从好到差,总称为泌酸腺肿瘤。2019年第 5 版的消化系统 WHO 分类中将泌酸腺腺瘤归入良性上皮性肿瘤,胃底腺型腺癌放入恶性上皮性肿瘤。本书为了更好地介绍泌酸腺肿瘤的这个瘤谱,将这三种类型的肿瘤均放在特殊类型下的胃底腺型腺癌/泌酸腺肿瘤目录下。

除了病理学上一般类型和特殊类型的胃癌外,还有一些胃癌有明显的临床特征,包括超高分化腺癌、皮革胃型胃癌、残胃上的癌及胃食管连接部腺癌,尤其是 Barrett 食管腺癌。

非上皮性肿瘤包括了软组织肿瘤和淋巴瘤两类。软组织肿瘤较常见的有胃肠间质瘤、平滑肌肿瘤、神经源性肿瘤等,血管球瘤、韧带样纤维瘤病、丛状纤维黏液瘤、滑膜肉瘤、卡波西肉瘤等较少发生。当软组织肿瘤发生在黏膜下层或固有肌层,尤其是其主体位于黏膜下层时,表现为表面覆盖与周围同样的黏膜,呈球形或半球形向腔内突出隆起,临床称为消化道黏膜下肿瘤(submucosal tumor,SMT),在内镜下有特征性的改变。本书选取了多呈 SMT 表现的胃肠间质瘤、平滑肌肿瘤、神经鞘瘤、血管球瘤、胃钙化性纤维性肿瘤等进行介绍。淋巴瘤的分类同 WHO 分类,胃较常见的有惰性的黏膜相关淋巴组织结外边缘区淋巴瘤和侵袭性较强的弥漫性大 B 细胞淋巴瘤。其余淋巴瘤类型,包括滤泡性淋巴瘤、套细胞淋巴瘤、T 细胞淋巴瘤等均少见。

转移性肿瘤在胃的发生率较低,远远低于胃原发性肿瘤。胃的转移相对频率为2.6%,是消化道中最低的部位。来源于乳腺、肺、食管的癌和皮肤黑色素瘤等相对常见。本书选取了胃转移性乳腺浸润性小叶癌、转移性黑色素瘤和转移性肺癌病例进行介绍。

瘤样病变是大体形态类似肿瘤的非肿瘤性病变,包括了增生性息肉、胃底腺息肉、黏膜下异位胃腺体、异位胰腺和炎性纤维性息肉等五种类型。其中增生性息肉和胃底腺息肉为良性胃上皮性病变,可发生异型增生,增生性息肉还可癌变。黏膜下异位胃腺体和异位胰腺是指胃腺体组织或胰腺组织成分异位到胃黏膜下及更深的胃壁内所形成的病变。炎性纤维性息肉由于发现有 *PDGFRA* 的激活突变,现认为是良性肿瘤性病变,WHO分类已将其归入软组织肿瘤。本书按照第 15 版 JGCA 分类,仍放在瘤样病变下。

累及胃的消化道息肉病有家族性腺瘤性息肉病、Peutz-Jeghers 综合征、Cronkhite-Canada 综合征、幼年性息肉病和 Cowden 综合征等,本书未涵盖这部分内容。

胃黏膜黑色素瘤均不属于以上所介绍的六大类病变,是发生于胃黏膜的恶性黑色素细胞肿瘤,罕见,发病机制不同于皮肤黑色素瘤,且预后要差于皮肤黑色素瘤。

(许晶虹)

第一章
良性上皮性肿瘤

本章主要讨论良性上皮性肿瘤中的腺瘤。胃腺瘤是以管状结构为主并具有明确边界的上皮内非浸润性肿瘤。根据第五版 JGCA 的分类,分为肠型和胃型。大多是肠型腺瘤,胃型腺瘤少见。

日本与 WHO 对胃腺瘤的定义标准有差别,前者对胃腺瘤的定义更为严格,为"具有明确边界的以良好的管状结构为主的良性上皮性肿瘤",强调肿瘤的管状结构形成良好、排列规则,细胞异型程度较低;后者则将"无浸润依据的肿瘤性腺上皮组成的息肉样隆起病变"称为胃腺瘤,其区别于腺癌的关键点是无间质浸润。日本根据异型程度将上皮性肿瘤分为胃腺瘤、低异型度高分化癌、高异型度高分化癌,其中胃腺瘤分为肠型及胃型(即幽门腺腺瘤);WHO 将癌前肿瘤性病变按照细胞异型和结构异型程度分为低级别上皮内瘤变和高级别上皮内瘤变。腺瘤为隆起型病变,根据细胞分化方向可分为肠型腺瘤(intestinal-type adenoma)、胃小凹型腺瘤(foveolar-type adenoma)、幽门腺腺瘤(pyloric gland adenoma,PGA)和泌酸腺腺瘤(oxyntic gland adenoma,OGA)。日本与 WHO 分类对应关系如图 1-0-1 所示。

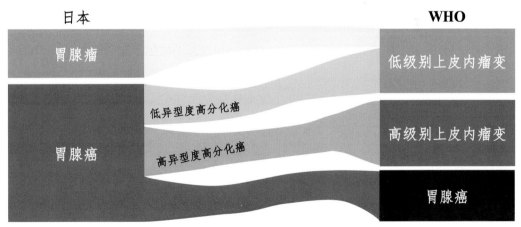

图 1-0-1　胃癌前病变和高分化腺癌日本分类与 WHO 分类对比

一、肠型腺瘤

【病史特点】　　男,52 岁,发现胃窦小弯低级别上皮内瘤变 3 个月。

患者 3 个月前胃镜发现胃窦小弯近胃角一Ⅱa 病变,病理为腺上皮低级别上皮内瘤变,幽门螺杆菌(Helicobacter pylori,

Hp）（阳性）。已行 Hp 根除治疗近 2 个月，患者无不适症状。

【重要辅助检查】　　　胃癌增强计算机断层扫描（computed tomograph，CT）未见明显异常。

【内镜检查】　　　除菌前（图 1-0-2）：胃窦小弯近胃角见一大小约 0.5cm 稍发红黏膜隆起（0-Ⅱa）、边界清，表面无糜烂（图 1-0-2A 虚线所示）。窄带成像技术（narrow-band imaging，NBI）下病变黏膜未见明显茶色改变，病变区域弱放大见局部血管稍扩张（图 1-0-2B、C）。

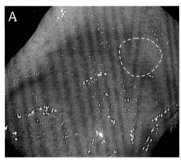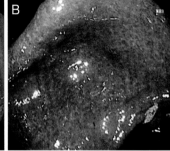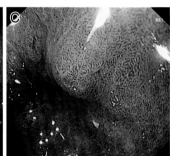

图 1-0-2　白光及 NBI 内镜表现（除菌前）

除菌后（图 1-0-3）：胃窦小弯近胃角见一大小约 0.7cm 稍发红黏膜（0-Ⅱb）（图 1-0-3A 虚线所示），边界不清，病变一侧可见活检瘢痕样改变。NBI 下病变黏膜未见明显茶色改变（图 1-0-3B），窄带成像结合放大内镜技术（narrow-band imaging-magnification endoscopy，NBI-ME）提示不规则微血管结构（irregular microvascular pattern，IMVP）（－）、不规则微表面结构（irregular microsurface pattern，IMSP）（－）（图 1-0-3C）；靛胭脂喷洒勾勒病变边界不清（图 1-0-3D），醋酸喷洒示局部腺管结构规整（图 1-0-3E、F）。

【疾病诊断与治疗】　　　内镜发现一直径小于 1cm、无溃疡、0-Ⅱb 病变，病理诊断低级别上皮内瘤变。考虑为局限于黏膜层的肿瘤性病变，予以内镜黏膜下剥离术（endoscopic submucosal dissection，ESD）治疗。术后恢复良好。

【病理诊断】　　　肠型腺瘤（图 1-0-4）。背景黏膜呈慢性中度浅表性胃炎，活动性，局灶萎缩，伴局灶肠上皮化生，Hp（阳性）。

【延伸阅读】　　　肠型腺瘤呈增生的密集排列的腺管结构，由高柱状细胞形成。男性多见，常见于 50~70 岁，多无临床症状。大多位于胃窦部，其次位于胃体及贲门。

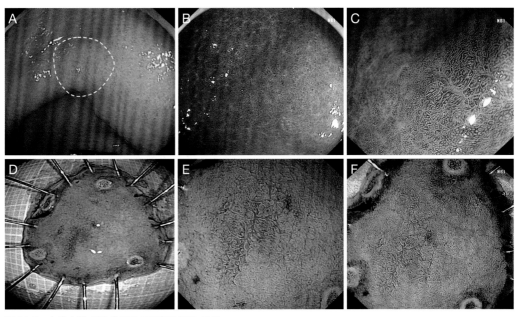

图 1-0-3　白光内镜、NBI 及 NBI-ME 表现、ESD 标本

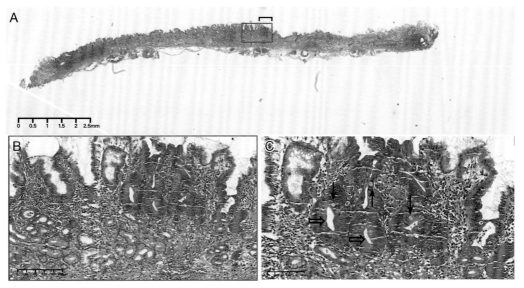

图 1-0-4　肠型腺瘤病理组织学图像

A. 切片全景,肿瘤区域如图所示(⌐⌐);B. 低倍视野,肿瘤成分较少,边界清楚;C. 高倍视野,仅见个别腺管呈肿瘤性改变,腺体尚规则;细胞核拥挤,深染、拉长呈笔杆状,排列于基底,腔缘无核区可见;可见杯状细胞(↓)及腺腔刷状缘(⇩)。

　　　肠型腺瘤内镜下多呈 0-Ⅱa 的褪色调隆起性病变,为广基的扁平状或息肉状隆起,表面凹凸不平及凹陷型腺瘤少见。通常小于 2cm,常单发。NBI-ME 特征尚未明确,有研究发现肠型腺瘤以长管状 pit(腺窝状结构)最常见。

组织学上肠型腺瘤表现为黏膜中上部的增生肿瘤性腺体，中下部的扩张残留非肿瘤性腺体，散在囊状扩张，呈二层结构。多为扁平隆起性病变，罕见情况下肠型腺瘤呈凹陷性病变，病变中央肿瘤性腺体占据全层，病变边缘深部可见残存的固有腺体。

肠型腺瘤表面平坦光滑，无凹凸不平。由高柱状肿瘤细胞形成大小相对一致的管状结构，细长的纺锤形核整齐地排列在基底侧，核质比<50%，可出现表层分化。腺体可出现轻微分支，但无融合。小肠型腺瘤中可见有刷状缘的吸收上皮型细胞、多少不等的杯状细胞型细胞及帕内特细胞型细胞，可混有少量的胃小凹上皮型细胞或幽门腺型细胞。

肠型腺瘤的增殖带位于腺管的中上部，可由 Ki-67 显示。几乎没有 P53 核强阳性表达。一般肠型标记物，标记吸收上皮型细胞的 CD10 和杯状细胞型细胞的 MUC2 阳性，胃型标记物 MUC5AC 和 MUC6 可少量混合表达。

与大肠腺瘤-腺癌序列为主要癌变途径不同，胃的肠型腺瘤虽也是一种癌前病变，但不是胃癌发生的主要途径。很少见到如大肠腺瘤癌变中所见的有明显边界的腺瘤成分和腺癌成分的情况。

肠型腺瘤处理策略目前不同地区、推荐意见不完全统一。在日本，针对肠型胃腺瘤主要采取随访策略、监测高危腺瘤内镜下切除，究其原因和日本的医保体系有关；而在我国，因胃腺瘤与胃腺癌病理诊断标准不一，存在术前活检诊断腺瘤而内镜切除后有病理升级的可能，国内专家基本推荐切除治疗。据统计 8%~59% 的胃腺瘤可合并胃同时性癌，且胃腺瘤与萎缩性胃炎相关，应评估萎缩范围及幽门螺杆菌感染情况。

肠型腺瘤应于切除后 1 年行内镜随访，并对胃癌高风险个体进行持续监测，其中胃癌高风险包括：来自胃癌高发地区、有胃癌家族史、伴有广泛肠上皮化生的 OLGA（operative link for gastritis assessment）Ⅲ 期或 Ⅳ 期者、家族性腺瘤性息肉病（familial adenomatous polyposis，FAP）患者等。

【特别提示】　　▶ 好发于胃窦，单发，小于 2cm；浅表隆起型；褪色调为主；微结构、微血管基本规则。

> 大小相对一致的管状结构;高柱状细胞;核拥挤,深染、拉长呈笔杆状,排列于基底;肠型标记物 CD10 和 MUC2 阳性。

（朱春鹏　徐霞）

二、胃型腺瘤

【病史特点】　　　男,80 岁,早期胃癌 ESD 术后 4 年、发现胃病变 1 周。

患者 4 年前因早期胃癌行 ESD 治愈性切除,1 周前胃镜发现胃体上部前壁 0-Ⅰ型病变,病理示胃腺瘤。患者无不适症状。既往已成功根除 Hp。

【重要辅助检查】　　胃癌增强 CT 未见明显异常。

【内镜检查】　　　胃体上部前壁发现一隆起性病灶(0-Ⅰ型)、褪色调、直径约 0.5cm,表面无糜烂及溃疡(图 1-0-5A、B、F)。背景黏膜无萎缩。靛胭脂喷洒示边界清、呈分叶状(图 1-0-5C)。NBI 下呈浅棕色(图 1-0-5D)、NBI-ME 示扩张弯曲的不规则血管、隐窝边缘上皮(marginal crypt epithelium,MCE)增大、未见白色不透明物质(white opaque substance,WOS)或白色球状物(white globe appearance,WGA)(图 1-0-5E)。

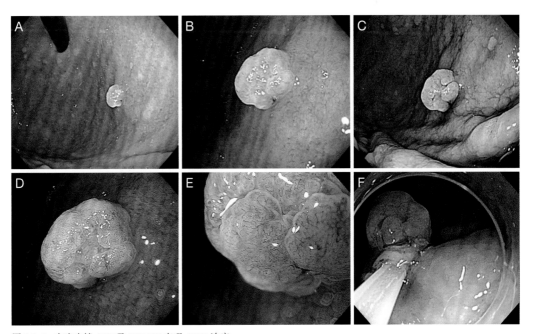

图 1-0-5　白光内镜、NBI 及 NBI-ME 表现、EMR 治疗

【疾病诊断与治疗】　　　　内镜发现一直径约 0.5cm、无溃疡、0-Ⅰ型病变,病理诊断胃腺瘤。考虑局限于黏膜层的肿瘤性病变,予内镜黏膜切除术(endoscopic mucosal resection,EMR)完整切除。

【病理诊断】　　　　胃幽门腺腺瘤(图 1-0-6)。

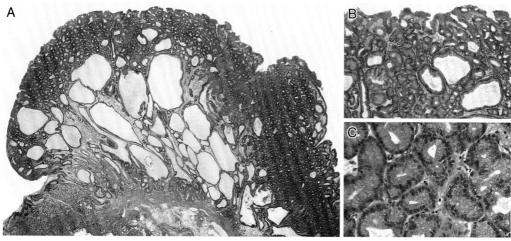

图 1-0-6　胃型腺瘤病理组织学图像
A. 低倍视野,息肉样病变的浅表部可见致密的肿瘤性小腺管,深部可见明显囊性扩张的非肿瘤性腺体;
B. 中倍视野,肿瘤性腺管拥挤,结构较规则,个别腺体扩张;C. 高倍视野,肿瘤细胞呈柱状,核单层排列于基底部,极性良好,细胞质嗜酸、磨玻璃样。

【延伸阅读】　　　　胃型腺瘤,也称为幽门腺腺瘤,呈密集增生的管状腺管结构,由含有淡染或嗜酸性胞浆和小的椭圆形核的立方细胞组成。幽门腺腺瘤由 Elster 在 1976 年首次描述,自 1990 年起,被WHO 归入为胃肿瘤分类中的独立肿瘤实体。胃型腺瘤起源于慢性受损的黏膜,可能与自身免疫性胃炎、Hp 感染、化学性胃炎相关,只有一小部分胃型腺瘤的患者背景黏膜正常。胃型腺瘤发病年龄大,常见于老年女性,约占胃息肉的 2.7%。

　　　　胃型腺瘤在内镜下无特异性表现,难以准确诊断,在白光内镜下多表现为息肉样和结节性突起或扁平隆起,平均大小为1.0~2.5cm,多发生在胃体和胃底,其次是贲门、胃窦,通常以胃息肉的形式存在。NBI-ME 可以观察到明显的分界线、颗粒样表面结构和不规则的微血管结构。

　　　　胃型腺瘤由排列紧密的幽门腺型腺管组成,细胞呈立方形或柱状,细胞质淡染或浅嗜酸性,呈磨玻璃状外观;与胃小凹型肿瘤不同,无顶部黏蛋白帽。圆形、椭圆形核位于基底部,核仁不明显。高级别幽门腺腺瘤结构紊乱，核拥挤，极性丢失。胃型腺瘤 MUC6 呈弥漫阳性，MUC5AC 除在表面上皮中表达，也可表达在肿瘤的主体，提示细胞的不成熟。肠型标记物 MUC2 和 CD10 基本阴性。Ki-67 标记在肿瘤中散在表达，在高级别中明显增高。此外，胃型腺瘤中发现有较高频率的 *GNAS*、*KRAS* 和 *APC* 基因的突变，而在浸润性癌中这些基因的突变频率低。

　　由于在胃型腺瘤中存在 40%~50% 的高级别和腺癌，甚至有不到 1% 的病例出现黏膜下浸润，因此，需要完整切除治疗。

【特别提示】　　▶ 胃底、体多见；隆起型；发红、褪色、同色等均可见；特征性的乳头状/绒毛状表现。

　　　　　　　　▶ 幽门腺样腺管结构；立方到低柱状细胞；细胞质淡染或嗜酸性，呈磨玻璃外观；没有顶部黏蛋白帽；胃型标记 MUC5AC 和 MUC6 阳性。

（平澤俊明　河内洋　中野薫　张韵竹）

参考文献

1. 朴正华,丁小云,蒋海忠,等. 日本胃腺瘤及早期高分化腺癌的病理诊断［J］. 中华消化内镜杂志,2020（01）:11-14.

2. VAROCHA MAHACHAI DYG, ROBERT D ODZE. Gastric polyps: Uptodate［EB/OL］.（2021-02-16）. https://www.uptodate.cn/contents/zh-Hans/gastric-polyps.

3. LI H L, WANG Y, REN Y B, et al. Pyloric gland adenoma with low-grade intraepithelial neoplasia: A case report and literature review［J］. Medicine（Baltimore）, 2021, 100（25）: e26378.

第二章
恶性上皮性肿瘤

第一节　一般类型

一、乳头状腺癌

【病史特点】　　男,72岁,发现胃窦高级别上皮内瘤变伴局部癌变1个月余。

患者1个月前胃镜发现胃窦前壁见一大小约2.0cm稍发红隆起黏膜(0-Ⅱa),局部稍糜烂,活检病理示小灶腺体高级别上皮内瘤变、局灶癌变,考虑黏膜内癌,Hp(阴性)。患者无不适症状。既往高血压病史。

【重要辅助检查】　胃癌增强CT未见明显异常。

【内镜检查】　　胃窦前壁见一大小约2.0cm稍发红黏膜隆起(0-Ⅱa)、边界清,表面无溃疡(图2-1-1A)。NBI下病变黏膜见茶色征(图2-1-1B),靛胭脂喷洒示边界清、稍隆起(图2-1-1C)。NBI-ME见清晰边界线(demarcation line,DL)(+)(图2-1-1D,红色虚线),表面微血管不规则、MCE环状包绕微血管(图2-1-1E箭头所示,图2-1-1F),IMSP呈乳头状改变为主(图2-1-1G、H,箭头所示)。超声内镜(endoscopic ultrasonography,EUS)示胃窦病变处起源于黏膜层、偏低回声区、内部回声欠均匀,与黏膜下层分界不清,病变截面长径约1.1cm(图2-1-1I,箭头所示)。

【疾病诊断与治疗】　内镜发现一直径约2.0cm、无溃疡、0-Ⅱa病变,病理诊断高级别上皮内瘤变伴局部癌变。考虑浸润深度为黏膜层的分化型早期胃癌,予以ESD治疗。临床恢复良好。

【病理诊断】　　胃乳头状腺癌。L,Ant,27mm×23mm,Type 0-Ⅱa,16mm×16mm,pap>muc,pT1a(M),pUL0,Ly0,V0,pHM0,pVM0.(图2-1-2~图2-1-4)。背景黏膜呈慢性重度萎缩性胃炎,伴重度肠上皮化生,Hp(阴性)。

【延伸阅读】　　胃乳头状腺癌(papillary adenocarcinoma,PAC)是以乳头状、外生性结构为特征的分化型腺癌,约占胃癌的6%~11%,其

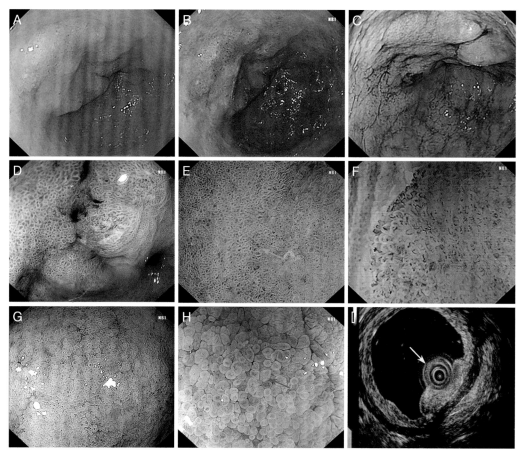

图 2-1-1　白光、NBI、NBI-ME 及 EUS 表现

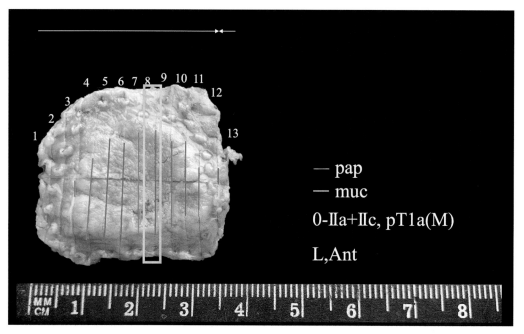

图 2-1-2　ESD 切除标本重建图像

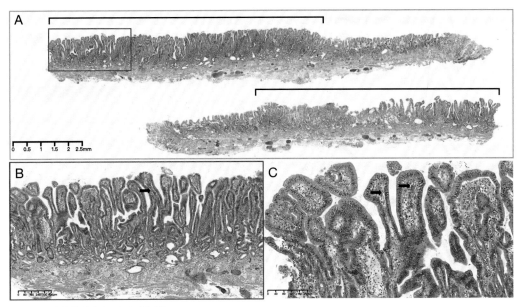

图 2-1-3　乳头状腺癌病理组织学图像

A. 切片全景视图,肿瘤区域如图所示(⌐);B. 中倍视野,肿瘤呈乳头状结构,间质可见血管轴心(➜);腺体结构异型明显,形态不规则,可见融合;C. 高倍视野,细胞异型性较低,细胞核呈柱状、笔杆状,复层排列于基底部,极性尚存,腔缘无核区可见。

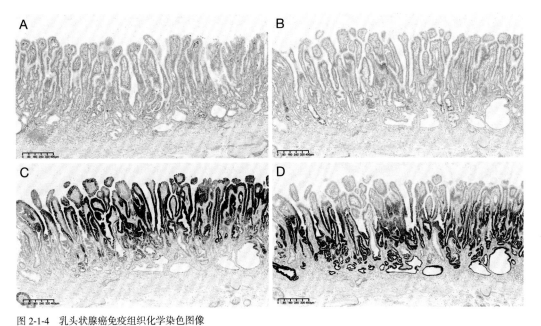

图 2-1-4　乳头状腺癌免疫组织化学染色图像

肠型黏液表型标记 CD10(图 A)、MUC2(图 B)阴性;胃型黏液表型标记 MUC5AC(图 C)、MUC6(图 D)阳性表达,大致保留正常分层表达模式。

中早期 PAC 约占早期胃癌的 2.7%~9.9%。

　　早期 PAC 主要表现为隆起性病变,大体形态以 0-Ⅰ、0-Ⅱa 为主。上皮环内血管形态(vessels within epithelial circle,VEC)对 PAC 的诊断具有特异性。VEC 是一种环形隐窝边缘上皮包绕不规则微血管的特殊内镜表现,属于 IMVP 的表现形式之一。内镜下首先通过精细网格样血管(fine-network pattern,FNP)、螺纹样血管(corkscrew pattern,CSP)和雷纹样血管(raimon vessels)来判断早期胃癌是否属分化型,进而通过观察有无 VEC 来判断是否为乳头状腺癌(图 2-1-5)。对于 VEC 的判断需要注意:①病灶无论大小,只要其中某一区域呈现出 VEC,即判定该病灶为 VEC(+);②血管形态必须为不规则表现,如扭曲、扩张、延长等;③包绕血管的白区(MCE)必须包绕血管呈封闭状态。对于 VEC(−)的判断需要注意:MCE 如果没有呈"封闭"状态,即使血管呈现出不规则表现,但仍不能判断为 VEC(+)。

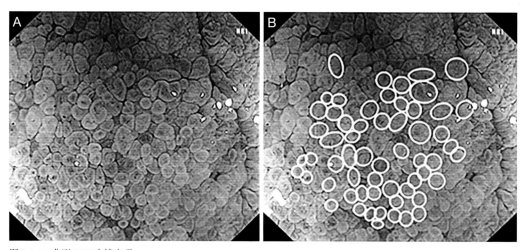

图 2-1-5　典型 VEC 内镜表现
VEC 是一种环形隐窝边缘上皮包绕不规则微血管的特殊内镜表现,属于不规则微表面结构的表现形式之一。图 A 为 NBI-ME,图 B 中圆圈(〇)所指封闭的白区(MCE)包绕微血管即 VEC。

　　PAC 组织学形态表现为具有纤维血管轴心的纤细乳头或指状结构,被覆柱状或立方细胞,细胞有异型;部分合并管状结构;肿瘤常呈推挤型生长模式,常伴炎症细胞浸润。PAC 黏液表型常呈胃型或胃型为主的混合型。本中心 2012—2018 年间经内镜下切除早期胃癌病例中,PAC 及含有 PAC 成分的病例共

6例,其中胃型黏液表型3例,胃型为主的混合型3例。早年研究曾报道,核异型低者以非胃型黏液表型为主,而核异型高者则以胃型为主。在分子改变方面,PAC,特别是胃型PAC有较高的dMMR/MSI-H比例。本中心dMMR-PAC比例为25%,远高于dMMR-分化型管状腺癌(约8%)。

与其他早期分化型胃癌相比,PAC易发生淋巴血管侵犯、淋巴结转移(lymph node metastasis,LNM)和远处转移。约18.5%的早期PAC患者存在LNM,其中肿瘤位于胃下部、肿瘤直径>2.0cm、淋巴血管侵犯、黏膜下侵犯是LNM的危险因素。经ESD治愈性切除的患者仍有约3%的LNM及远处肝转移风险;甚至行外科根治术、术后病理切缘阴性(R0切除)且局部无脉管浸润的患者,亦可出现远处转移。而且,早期PAC易发生黏膜下层浸润,且随着浸润深度的增加,组织的分化程度可能随之降低,并出现合并有未分化癌可能;一旦发生黏膜下浸润,其LNM率可高达27.5%,这也是导致PAC患者预后差于其他类型患者的原因。

【特别提示】　　▶ 隆起型;特异性VEC结构;

▶ 外生性生长模式;乳头状结构;细胞核呈柱状,复层排列于基底部;胃型标记MUC5AC和MUC6多阳性。

(朱春鹏　宋楷)

二、管状腺癌

管状腺癌是以管状结构为主体的腺癌,腺腔形成明显,是胃腺癌最常见的亚型。肿瘤性腺管由柱状上皮或立方上皮构成,JGCA根据其腺管形成的程度分为高分化管状腺癌(tub1)和中分化管状腺癌(tub2)。既往对胃癌的分型多基于形态学,比如中村分型、WHO分型、Lauren分型等。中村分型根据有无腺管结构形成,将胃癌分成分化型和未分化型,但相同分化程度和分期的胃癌,其预后和对化疗的敏感性等存在较大差异。之后研究发现,黏蛋白在不同肿瘤中表达的类型、数量、结构以及功能存在差异,对肿瘤的诊断和预后判断有一定帮助。在此基础上,日本学者提出了黏液分型理论,即根据癌细胞的黏蛋白MUC5AC,MUC6,MUC2和CD10表达情况,将胃癌分为四种黏液表型:胃型、肠型、胃肠型及无表型,见表2-1-1。

表 2-1-1　胃管状腺癌黏液表型分类

黏液表型		MUC5AC 和/或 MUC6	
		+	−
CD10 和/或 MUC2	+	胃肠型（GI-type）	肠型（I-type）
	−	胃型（G-type）	无表型（N-type）

01
高分化管状腺癌

（1）胃型

【病史特点】	女,69 岁,发现胃角病变 2 个月。

患者 2 个月前当地医院行胃镜示慢性萎缩性胃炎伴糜烂,胃角隆起性病灶（0-Ⅱa）,活检病理示腺上皮低级别上皮内瘤变,Hp(阳性)。予以 Hp 根除治疗。患者无不适症状。既往阵发性室性心动过速病史。

【重要辅助检查】　胃癌增强 CT 未见明显异常。

【内镜检查】　胃角处见一稍隆起发红病变（0-Ⅱa）,直径约 1.0cm,边界清,表面粗糙呈颗粒状(图 2-1-6A、B),NBI 下病变黏膜茶色改变,病变区域弱放大见局部血管密集(图 2-1-6C)。靛胭脂喷洒示边界清、稍隆起病变(图 2-1-6D,虚线所示),表面黏膜粗糙。NBI-ME 可见表面微结构不规则、DL（+）(图 2-1-6E、F)。

【疾病诊断与治疗】　内镜发现一直径约 1cm、无溃疡、0-Ⅱa 病变,病理诊断低级别上皮内瘤变。考虑浸润深度为黏膜层的分化型早期胃癌,予以 ESD 治疗。术后 6 个月、1 年行胃镜复查均未见明显异常,临床恢复良好。

【病理诊断】　高分化管状腺癌。L,Less,28mm×22mm,Type 0-Ⅱa,13mm×8mm,tub1,pT1a（M）,pUL0,Ly0,V0,pHM0,pVM0(图 2-1-7~图 2-1-9)。背景黏膜呈慢性中度萎缩性胃炎,伴中度肠上皮化生,Hp(阴性)。

【延伸阅读】　参见 "高分化管状腺癌无表型" 的延伸阅读部分。

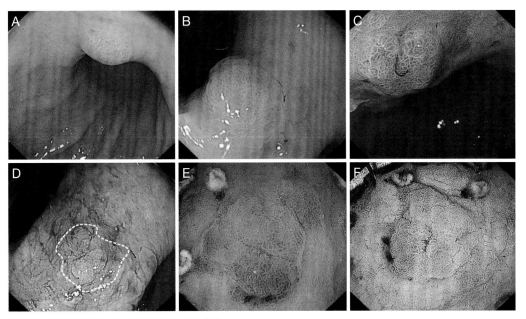

图 2-1-6　白光内镜、NBI 及 NBI-ME 表现、ESD 标本

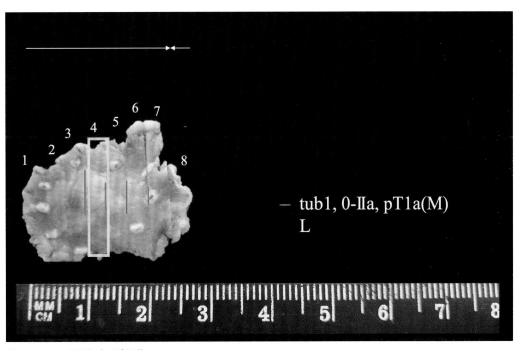

图 2-1-7　ESD 切除标本重建图像

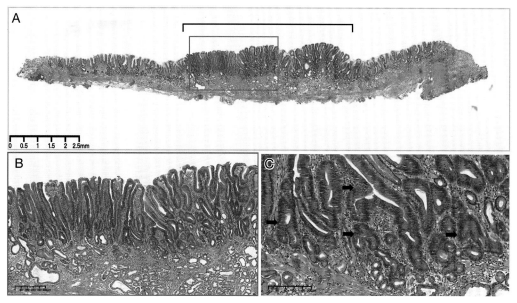

图 2-1-8　胃型高分化管状腺癌病理组织学图像

A. 切片全景图,肿瘤区域如图所示(⌐);B. 中倍视野,肿瘤位于黏膜中上层,整体排列规则;C. 高倍视野,肿瘤中下部腺体结构异型性明显,呈小管样结构(➡),腺体形态不规则,分支、扭曲、融合,细胞异型性较低,细胞核呈柱状、笔杆状排列于基底,极性保留,腔缘无核区可见。

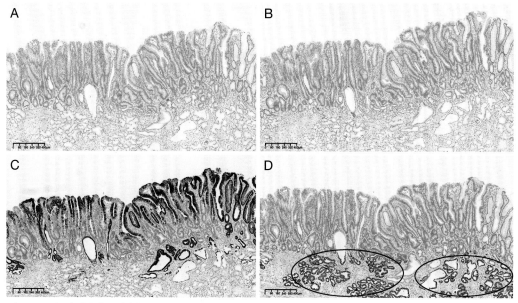

图 2-1-9　胃型高分化管状腺癌免疫组织化学染色图像

本病例是以 MUC5AC 表达为主的胃型黏液表型胃癌。肿瘤肠型黏液表型标记 CD10(图 A)、MUC2(图 B)阴性;胃黏液表型标记 MUC5AC(图 C)部分肿瘤细胞胞质阳性,MUC6(图 D)少量肿瘤细胞弱阳性,正常幽门腺阳性(◯)。

（2）肠型

【病史特点】　　　　　　男,76 岁,发现胃黏膜病变 10 天余。

患者 10 天前胃镜发现:反流性食管炎(LA-A)、慢性胃炎(木村-竹本分型 C3)、胃窦小弯 0-Ⅱa+Ⅱc 病变、胃多发黄色瘤,病理示部分腺体呈低级别上皮内瘤变。患者无不适症状。

【重要辅助检查】　　　　胃癌增强 CT 未见明显异常。

【内镜检查】　　　　　　胃窦小弯近幽门管见一隆起、中央稍凹陷病变(0-Ⅱa+Ⅱc),大小约 2.0cm,病灶表面色泽稍发红、局部黏膜粗糙、未见溃疡(图 2-1-10A)。NBI 下病变黏膜茶色改变(图 2-1-10B),DL(+)(图 2-1-10C,黄色虚线),病变区域弱放大可见血管扩张、不规则微血管,腺体大小不一、形状不规则,MCE 增宽,WOS(+)、WGA(-)(图 2-1-10D)。靛胭脂喷洒可见病变中央稍凹陷、周边隆起、边界清(图 2-1-10E)。背景黏膜萎缩,Hp(阴性)。

【疾病诊断与治疗】　　　内镜发现一直径约 2cm、无溃疡、0-Ⅱa+Ⅱc 病变,病理诊断低级别上皮内瘤变。考虑浸润深度为黏膜层的分化型早期胃癌,予以 ESD 治疗(图 2-1-10F)。术后患者恢复良好。

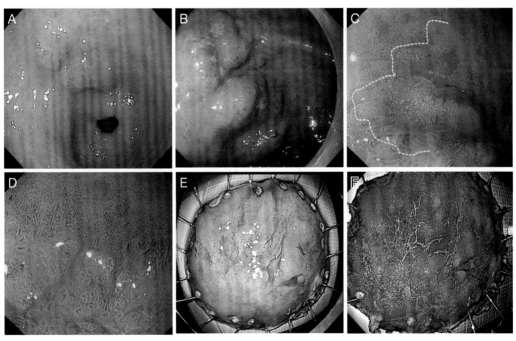

图 2-1-10　白光、NBI 及 NBI-ME 内镜表现、ESD 标本

【病理诊断】　　　　　　　高分化管状腺癌。L,Less,38mm×33mm,Type 0-Ⅱa,18mm× 15mm,tub1,pT1a（M）,pUL0,Ly0,V0,pHM0,pVM0（图 2-1-11~ 图 2-1-13）。背景黏膜呈慢性中度萎缩性胃炎,伴中度肠上皮化 生,Hp（阴性）。

【延伸阅读】　　　　　　　参见"高分化管状腺癌无表型"的延伸阅读部分。

（3）胃肠型

【病史特点】　　　　　　　女,72 岁,发现胃黏膜病变近 1 个月。

患者体检时胃镜发现:慢性胃炎（木村-竹本分型 C2）伴糜 烂、胃窦小弯 0-Ⅱa+Ⅱc 病灶,病理考虑低级别上皮内瘤变、Hp （阴性）。既往高血压病史。

【重要辅助检查】　　　　　胃癌增强 CT 未见明显异常。

【内镜检查】　　　　　　　胃窦小弯见一稍隆起、中央凹陷性病变（0-Ⅱa+Ⅱc）,大小约 1.0cm、边界清（图 2-1-14A）,NBI 下略显茶色（图 2-1-14B）,腺体 稍增大,靛胭脂喷洒见边界清、中央稍凹陷病变（图 2-1-14C）, 病变背景黏膜 NBI-ME 下见亮蓝嵴（图 2-1-14D）,病变 DL（+）、 表面腺体结构紊乱、微血管为 FNP（图 2-1-14E~G）。

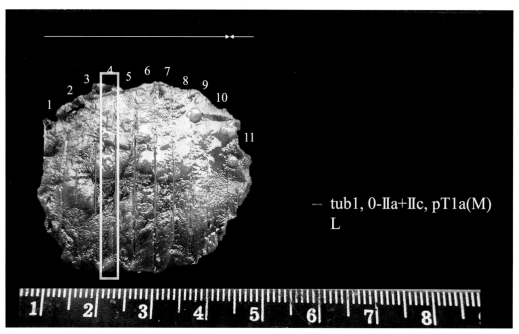

tub1, 0-Ⅱa+Ⅱc, pT1a(M)
L

图 2-1-11　ESD 切除标本重建图像

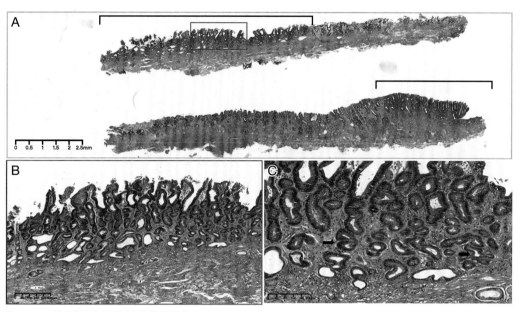

图 2-1-12 肠型高分化腺癌病理组织学图像

A. 切片全景,肿瘤区域如(┌─┐)所示;B. 低倍视野,肿瘤位于黏膜上部,整体排列尚规则;C. 腺体结构异型性明显,呈小管样结构,部分腺体分支、扭曲(➡),形态不规则;细胞异型性较低,细胞核呈柱状、笔杆状排列于基底,极性良好;腔缘无核区可见。

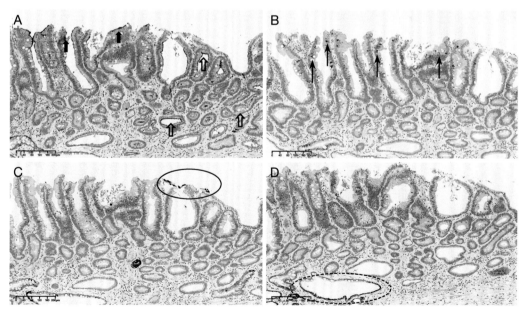

图 2-1-13 肠型高分化腺癌免疫组织化学染色图像

肠型黏液标记 CD10(A)示肿瘤细胞表面刷状缘(➡)及腺管腔缘(⇨)阳性表达;肠型黏液标记 MUC2(B)示杯状细胞分化(➡);胃型黏液标记 MUC5AC(C)、MUC6 阴性表达(D),部分残留正常小凹上皮及幽门腺分别表达 MUC5AC(◯)和 MUC6(⬭)。

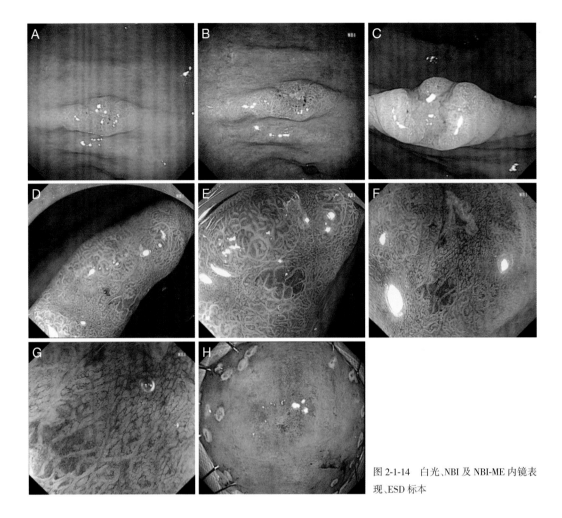

图 2-1-14　白光、NBI 及 NBI-ME 内镜表现、ESD 标本

【疾病诊断与治疗】　　　　内镜发现一直径约 1cm、无溃疡、0-Ⅱa+Ⅱc 病变,病理诊断低级别上皮内瘤变。考虑浸润深度为黏膜层的分化型早期胃癌,予以 ESD 切除(图 2-1-14H)。术后 6 个月、1 年行胃镜复查均未见明显异常,临床恢复良好。

【病理诊断】　　　　高分化腺癌。L,Less,35mm×33mm,Type 0-Ⅱa+Ⅱc,8mm×6mm,tub1,pT1a(M),pUL0,Ly0,V0,pHM0,pVM0(图 2-1-15~图 2-1-17)。背景黏膜呈慢性轻度萎缩性胃炎,伴轻度肠上皮化生,Hp(阴性)。

【延伸阅读】　　　　参见"高分化管状腺癌无表型"的延伸阅读部分。

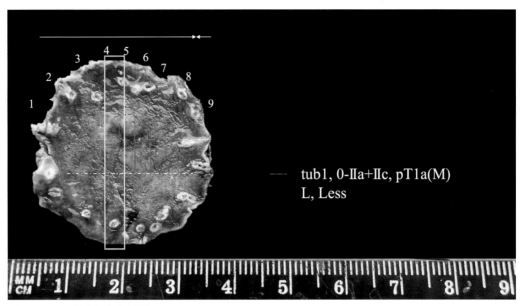

图 2-1-15 ESD 切除标本重建图像

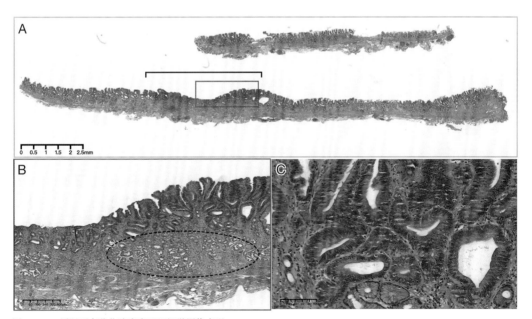

图 2-1-16 胃肠型高分化腺癌病理组织学图像表现

A. 切片全景,肿瘤区如图所示(⊏⊐);B. 低倍视野,肿瘤位于黏膜层上部,中下部可见正常幽门腺(⬭);

C. 高倍视野,肿瘤形态特征与前述高分化腺癌特征相似,肿瘤腺体扭曲、形态不规则;细胞核深染、拉长,复层排列于基底,核拥挤,腔缘无核区可见。

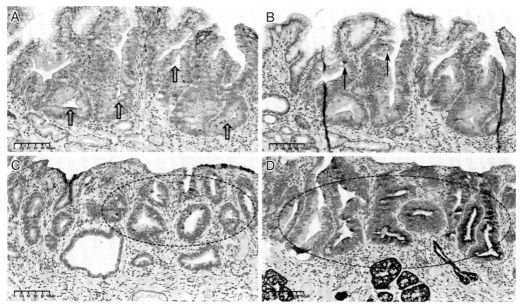

图 2-1-17　胃肠型高分化腺癌免疫组织化学染色图像

CD10（图 A）腺体腔缘阳性（⇧），MUC2（图 B）提示杯状细胞阳性（↑）；MUC5AC（图 C）及 MUC6（图 D）部分肿瘤细胞质阳性（◁▷）；呈现胃肠混合型黏液表型。

（4）无表型

【病史特点】	男,58 岁,发现胃肿物 1 年余。
	患者 1 年余前体检胃镜发现胃角肿物,活检病理考虑为低级别上皮内瘤变。患者无不适症状。
【重要辅助检查】	胃癌增强 CT 未见明显异常。
【内镜检查】	胃窦小弯近胃角见一发红稍隆起性病变（0-Ⅱa）,大小约 1.0cm（图 2-1-18A）,NBI 下见茶色征、边界清（图 2-1-18B）、表面腺体结构紊乱。

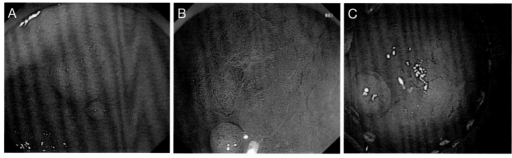

图 2-1-18　白光内镜、NBI 表现、ESD 标本

【疾病诊断与治疗】　　内镜发现一直径约 1cm、无溃疡、0-Ⅱa 病变,活检病理诊断低级别上皮内瘤变。考虑浸润深度为黏膜层的分化型早期胃癌,予以 ESD 治疗(图 2-1-18C)。术后 6 个月行胃镜复查均未见明显异常,临床恢复良好。

【病理诊断】　　高分化管状腺癌。L,Less,35mm×33mm,type 0-Ⅱa+Ⅱc,8mm×6mm,tub1,pT1a(M),pUL0,Ly0,V0,pHM0,pVM0(图 2-1-19~图 2-1-21)。背景黏膜呈慢性重度萎缩性胃炎伴重度肠上皮化生,Hp(阴性)。

【延伸阅读】　　高分化腺癌(tub1)是由形态分化良好的腺体组成。目前认为起源于肠上皮化生的胃黏膜,多见于胃窦。胃型 tub1 是指 MUC5AC 和/或 MUC6 表达阳性而 MUC2 和 CD10 表达均阴性的高分化腺癌;肠型 tub1 表达 MUC2 和/或 CD10 而不表达 MUC5AC 和 MUC6;胃肠型 tub1 同时表达胃型黏液标记(MUC5AC 和/或 MUC6)和肠型黏液标记(MUC2 和/或 CD10);无表型 tub1 不表达胃型和肠型黏液标记。

　　tub1 中位发病年龄为 62 岁,男女比例约为 2.35∶1,多位于胃下部,隆起型病灶与非隆起型病灶约为 1∶1。早期分化型腺癌中,胃型约占 20%,平均年龄较低,更常见于女性。肠型高分化腺癌平均发病年龄为 64 岁左右,多见于胃中下部,淋巴血管浸润多为阴性。胃肠型约占 20%~60%。无表型的发生率

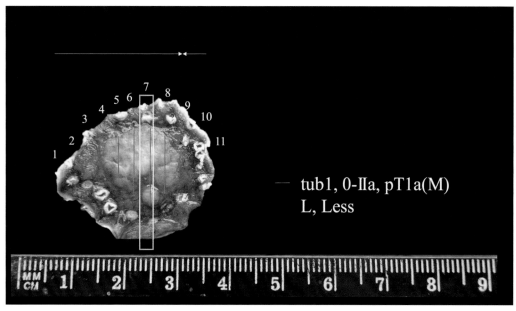

图 2-1-19　ESD 切除标本重建图像

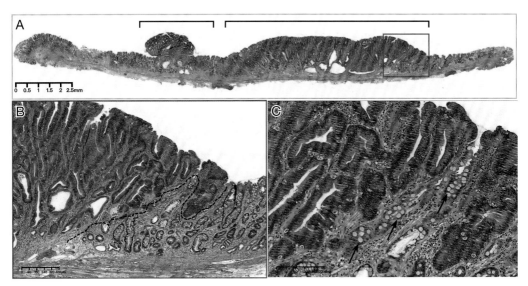

图 2-1-20　无表型高分化腺癌病理组织学图像

A. 切片全景,肿瘤区如图所示(⌐);B. 中倍视野,示肿瘤边界(黑色虚线示),左上方示肿瘤区域,右下方背景黏膜肠上皮化生明显,呈萎缩性胃炎表现;C. 高倍视野,肿瘤腺体扭曲、形态不规则;细胞核深染、拉长、复层排列于基底,核拥挤,腔缘无核区可见。肿瘤背景黏膜可见肠上皮化生,杯状细胞明显(↗)。

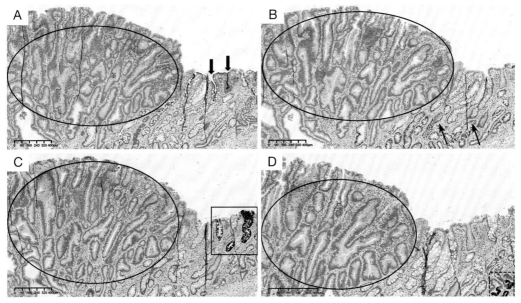

图 2-1-21　无表型高分化腺癌免疫组织化学染色图像

A. 肠型黏液标记 CD10 肿瘤主体(○)阴性,周边肠上皮化生腔缘阳性(↓);B. 肠型黏液标记 MUC2(图 B)肿瘤主体(○)阴性,肠上皮化生黏膜杯状细胞阳性(↗);C. 胃型黏液标记 MUC5AC 肿瘤主体(○)阴性,胃黏膜小凹上皮细胞质阳性(□);D. 胃型黏液标记 MUC 6 肿瘤主体(○)阴性,右下示少量幽门腺阳性(⬚)。

最低,约为 0~30%。本中心 2012—2018 年行内镜下治疗的早期分化型胃癌中,高分化腺癌占 77.7%(198/257),其中胃型占 17.2%(34/198)、肠型占比 22.7%(45/198)、胃肠型占比 56.6%(112/198)、无表型仅占比 3.5%(7/198)。

tub1 内镜下通常表现为发红、稍隆起性病变,但基于普通内镜肉眼分型诊断 tub1 的准确性仅约 50%,NBI-ME 有助于 tub1 的诊断。目前 ME 下判断早期胃癌组织类型主要基于八木一芳的 mesh-loop 和小山恒男的 pit-villi 理论。Mesh pattern 指血管围绕腺管、呈网状走行,即以网状构造的血管为主体、白区看不到或难以辨认,tub1 表现为完全型 mesh pattern(网状构造无断裂/变细/消失)。Loop pattern 指在白区所包绕的封闭区域内可见到从深部向表层走行的袢状茶色血管,tub1 的 loop pattern 根据黏膜微绒毛的大小可分为以下 4 型,①绒毛状:由微小绒毛样结构的白区形成,其中可见点状或棒状血管;②颗粒状、乳头状:放大像呈颗粒状、乳头状或粗绒毛状,类似肠上皮化生的乳头构造,与周围肠上皮化生黏膜非常相似,往往难以鉴别;③萎缩黏膜样:放大像类似萎缩黏膜的分化型胃癌,伴有裂隙状腺窝开口的白区,与周围肠上皮化生黏膜极其相似,难鉴别,诊断靠 DL 鉴别;④脑回样:放大像与周围非癌上皮相比,呈现明显粗大脑回状构造,组织学上类似增生黏膜、窝间部增宽,多为有分支倾向的分化型癌。另外,就 pit-villi 而言,tub1 可表现为轻度不规则、排列整齐的小凹样构造(pit)或绒毛样构造(villi),当表面构造不清楚时,tub1 可通过观察到规则的网状血管构造来诊断,或基于醋酸喷洒后观察到轻度不规则的 pit 或 villi 结构而诊断。

从内镜下识别不同的黏液分型较为困难,但不同黏液表型 tub1 的背景黏膜存在显著差异。胃型 tub1 的背景黏膜多为肠上皮化生黏膜,病灶表现为褪色调,色泽相对均匀,凹陷性病灶更多见,边缘欠清晰、非波浪形改变多见,且表面光泽度好、无溃疡,多位于 F 线口侧。放大内镜下表面微结构多呈卵圆形或管状腺管开口,表面微血管如果出现乳头或颗粒样结构内袢状血管(intralobular loop,ILL)时大部分为胃型或胃肠混合型,部分病例容易出现螺旋样血管。

肠型 tub1 多表现为隆起型、边界清楚的发红病灶;主要发生在肠上皮化生背景下,NBI-ME 表现为精细网格样血管(fine-network pattern,FNP),包绕着类圆、管状的腺管开口,约 80% FNP 表现的高分化腺癌为肠型 tub1。

胃肠型 tub1 背景黏膜为不完全肠上皮化生的比例高于胃型和肠型(分别为 21.5%、9.3%、3.9%),背景黏膜为完全肠上皮化生的比例低于胃型和肠型(分别为 57.6%、77.78%、70.6%)。胃肠型病例的 82.0% 表现为 ILL-1 型(绒毛样腺体结构内含有袢状微血管)和 FNP 结构(癌腺管周围的血管相互连结呈网格状)同时存在或不明确,其次为 ILL-2(占比 13.1%,其中 ILL-2 为在 ILL-1 基础上出现绒毛样结构破裂)。另有研究发现,胃肠型中各种 MV 模型均可出现,没有明显特征性。

无表型 tub1 内镜下无特征性表现。分化型胃癌中无表型胃癌占比随病灶体积增大而降低,<2.7mm 的分化型胃癌中无表型胃癌占 52%,而< 43mm 的无表型胃癌仅占 4%。这提示大多数分化型胃癌的发展初期没有黏蛋白的表达,只有当肿瘤变大时才产生黏蛋白。另外,从黏膜侵入到黏膜下层过程中,早期分化型胃癌表型发生变化,无表型成分在黏膜下层(38.6%)比黏膜层(8.8%)更常见,淋巴结转移灶中无表型最常见(41.5%)。

在组织学上,tub1 腺管结构分化良好,无明显融合,肿瘤细胞呈柱状,单层或复层排列。在生物学行为方面,胃型 tub1 比肠型 tub1 更具侵袭性;混有低分化癌或乳头状腺癌成分的早期胃癌中,胃型胃癌占比明显高于纯分化型管状腺癌,且浸润更深。胃型胃癌发现时往往体积较大、黏膜下侵袭率高于肠型;胃型胃癌患者的淋巴管侵袭、静脉侵袭和淋巴结转移发生率也高于肠型患者。胃型分化型腺癌较肠型预后差的可能原因有:①细胞起源层面,胃型胃癌起源于腺颈部的未分化干细胞,具有多向分化潜能;②分子机制层面,胃型胃癌更容易出现错配修复基因 *MLH1* 启动子高甲基化、微卫星不稳定,*TP53* 基因突变、细胞周期蛋白 A 和 D1 过表达等异常。此外,无表型胃癌与其他黏液表型相比,有更高的晚期比例、神经周围侵犯和淋巴结转移率,其原因可能是分化型腺癌向黏膜下层浸润和淋巴结转移时易表现为无表型。

【特别提示】　　▶ 胃下部；隆起型；发红；完全型 mesh pattern 或 loop pattern；轻度不规则 pit 或 villi 结构；胃型（褪色调、凹陷型，卵圆形或管状腺管开口，ILL/CSP）；肠型（发红、隆起型，类圆或管状的腺管开口，FNP）；胃肠型（ILL 和 FNP 同时存在）。

　　▶ 小管样结构，腺体形态不规则，分支、扭曲、融合；异型性较低，细胞核呈柱状、笔杆状排列于基底，极性保留。

（马剑娟　吴伦坡　许志朋　杨彬　宋楷）

02

中分化管状腺癌

（1）胃型

【病史特点】　　　　　男，72 岁，上腹胀食欲不振 2 个月。

　　　　　　　　　　患者 2 个月前无明显诱因下出现上腹饱胀，食欲不振，无腹痛等不适。半个月前胃镜检查提示慢性胃炎（木村-竹本分型 C1）、胃窦后壁 0-Ⅱa+Ⅱc 病变、胃黄色瘤、十二指肠球部溃疡（S2），病理考虑为高分化腺癌。Hp（阴性）。

　　　　　　　　　　母亲因"胃癌"去世。否认其他疾病史。

【重要辅助检查】　　胃癌增强 CT 未见明显异常。

【内镜检查】　　　　胃窦后壁见一发红凹陷型病变（0-Ⅱc），大小约 2.0cm，边界清、无溃疡（图 2-1-22A、B），NBI 下见茶色改变（图 2-1-22C），靛胭脂喷洒边界清晰，局部黏膜增粗的颗粒样改变（图 2-1-22D）；NBI-ME 见 DL（+），腺管大小不一，极性消失，局部见腺管融合、提示 IMSP（+）；微血管增粗、扭曲、大小不一，局部见不规则网格状血管，提示 IMVP（+）（图 2-1-22E、F）。

【疾病诊断与治疗】　　内镜发现一直径约 2.0cm、无溃疡、0-Ⅱa+Ⅱc 病变，病理诊断高分化腺癌。考虑浸润深度为黏膜层的分化型早期胃癌，予以 ESD 治疗。术后 6 个月行胃镜复查均未见明显异常，临床恢复良好。

【病理诊断】　　　　中分化管状腺癌。L，Post，30mm×28mm，Type 0-Ⅱc+Ⅱa，14mm×11mm，tub2，pT1a（M），pUL0，Ly0，V0，pHM0，pVM0（图 2-1-23~图 2-1-25）。背景黏膜呈慢性轻度萎缩性胃炎，伴轻度肠上皮化生，Hp（阴性）。

【延伸阅读】　　　　参见"中分化管状腺癌无表型"的延伸阅读部分。

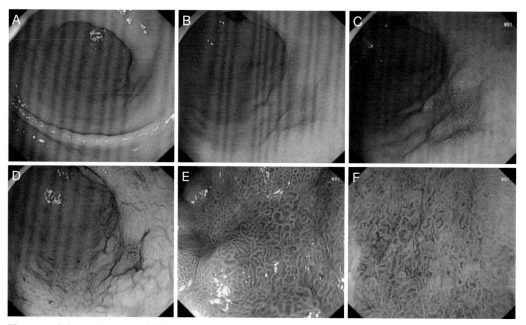

图 2-1-22　白光、NBI 及 NBI-ME 内镜表现

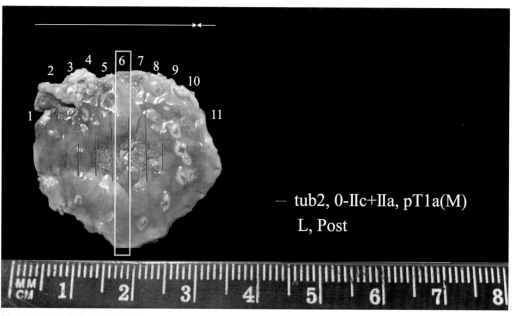

图 2-1-23　ESD 切除标本重建图像

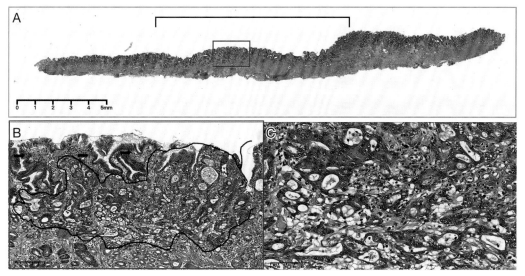

图 2-1-24　胃型中分化腺癌病理组织学图像

A. 展示第 6 条组织切片全景,肿瘤区域(⊓);B. 低倍视野,肿瘤(黑色曲线内)结构异型明显,见复杂腺管、腺体成角、交联,部分融合成筛,部分表面覆盖非肿瘤的胃小凹上皮(➡);C. 高倍视野,肿瘤细胞密集排列、极性紊乱,细胞异型较明显,核空泡状,可见核仁。

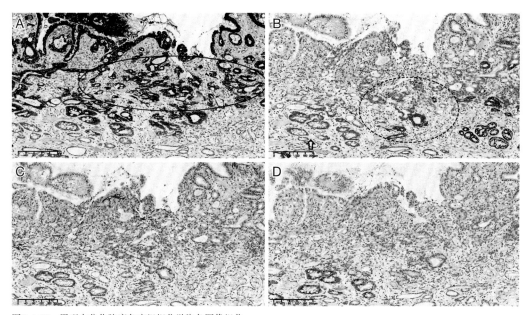

图 2-1-25　胃型中分化腺癌免疫组织化学染色图像组化

肿瘤细胞胃型黏液标记 MUC5AC 大部分阳性(○)(图 A)、MUC6 少量阳性表达(⊙)(图 B);肠型标记 CD10 阴性(图 C)、MUC2 阴性(图 D)。

（2）肠型

【病史特点】	女,68 岁,反酸、烧心 2 年。

患者 2 年前出现进食粗纤维后反酸、烧心,无腹痛等不适。半个月前当地胃镜检查示:慢性萎缩性胃炎伴糜烂,病理诊断腺癌。既往哮喘史、青霉素及海鲜过敏史;母亲肠癌病史。

【重要辅助检查】　　胃癌增强 CT 未见明显异常。

【内镜检查】　　胃窦后壁见一稍隆起中央凹陷、发红病变(0-Ⅱa+Ⅱc),大小约 1.0cm,边界清(图 2-1-26A),凹陷处 NBI 下见茶色征(图 2-1-26B),ME-NBI 可见 DL(+),凹陷处局部腺管结构消失(图 2-1-26C),靛胭脂喷洒示边界清、稍隆起伴中央凹陷性病变(图 2-1-26D、E)。

【疾病诊断与治疗】　　内镜发现一直径约 1.0cm、无溃疡、0-Ⅱa+Ⅱc 病变,病理诊断腺癌。考虑浸润深度为黏膜层的分化型早期胃癌,予以 ESD 治疗(图 2-1-26F)。术后 6 个月行胃镜复查均未见明显异常,临床恢复好。

【病理诊断】　　中分化管状腺癌。L,Post,27mm×27mm,Type 0-Ⅱa,10mm×8mm,tub2,pT1a(M),pUL0,Ly0,V0,pHM0,pVM0(图 2-1-27~图 2-1-29)。呈慢性轻度萎缩性胃炎,伴轻度肠上皮化生,Hp(阴性)。

【延伸阅读】　　参见"中分化管状腺癌无表型"的延伸阅读部分。

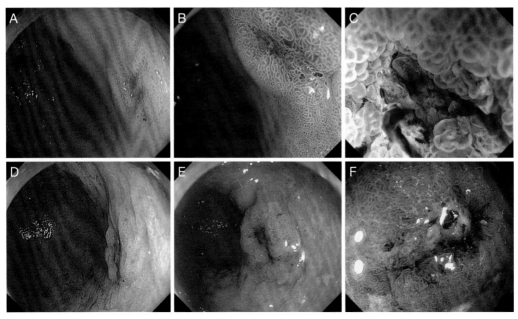

图 2-1-26　白光内镜、NBI 及 NBI-ME 表现、ESD 标本

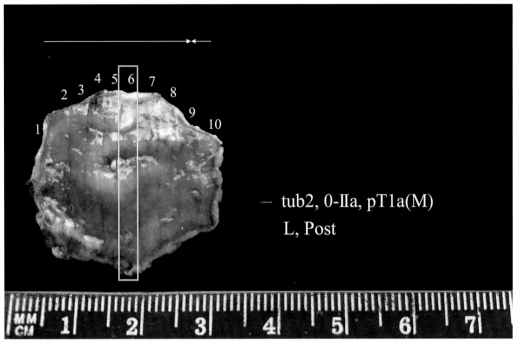

图 2-1-27 ESD 切除标本重建图像

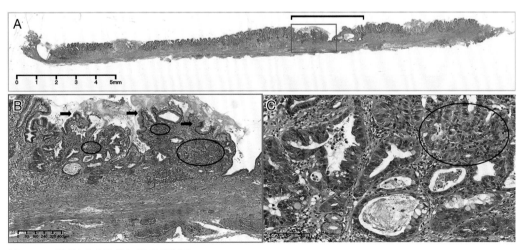

图 2-1-28 肠型中分化腺癌病理组织学图像

A. 切片全景,肿瘤区域如(⊓)所示;B. 低倍视野,肿瘤结构异型明显,呈中分化,见复杂腺管,部分融合成筛(○),表面残留少量形态相对正常的胃小凹上皮(➡);C. 肿瘤细胞密集排列、极性紊乱,细胞异型性大,核质比高,核圆形-卵圆形、深染,染色质不均匀,可见核仁。

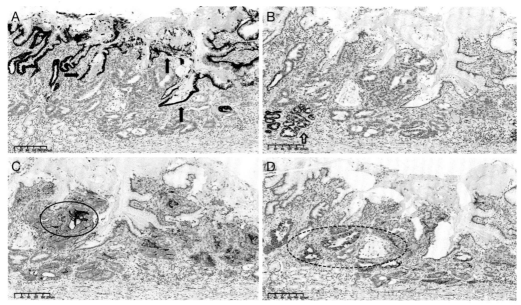

图 2-1-29 肠型中分化腺癌免疫组织化学染色图像

肿瘤细胞胃型黏液标记 MUC5AC(图 A)、MUC6(图 B)均阴性表达,部分残留正常小凹上皮及幽门腺分别表达 MUC5AC(↑)和 MUC6(⇑);部分肿瘤性腺体腔缘肠型标记 CD10 阳性(○)(图 C),肠型标记 MUC2 胞浆阳性(⟺)(图 D)。

（3）胃肠型

【病史特点】	男,76 岁,早期胃癌 ESD 术后半年、发现胃黏膜病变 3 周。
	患者半年前胃窦高分化腺癌 ESD 治愈性切除。3 周前胃镜发现胃体中部小弯 0-Ⅱc 病变,病理诊断为中分化腺癌。
【重要辅助检查】	暂无。
【内镜检查】	胃体中部小弯见一发红稍凹陷病变、大小约 1.0cm(图 2-1-30A);NBI 下见茶色征(图 2-1-30B),NBI-ME 示 DL(+)(图 2-1-30C 虚线所示)、IMVP(+)(图 2-1-30C),醋酸喷洒示局部腺管大小不一(图 2-1-30D)。
【疾病诊断与治疗】	内镜发现一直径约 1.0cm、无溃疡、0-Ⅱc 病变,病理诊断中分化腺癌。考虑浸润深度为黏膜层的分化型早期胃癌,予以 ESD 治疗。术后 6 个月行胃镜复查均未见明显异常,临床恢复好。
【病理诊断】	中分化管状腺癌。M,Less,35mm×23mm,Type 0-Ⅱc,5mm×4mm,tub2>tub1,pT1a(M),pUL0,Ly0,V0,pHM0,pVM0(图 2-1-31~图 2-1-33)。背景黏膜呈中度萎缩性胃炎,伴中度肠上皮化生,Hp(阴性)。
【延伸阅读】	参见"中分化管状腺癌无表型"的延伸阅读部分。

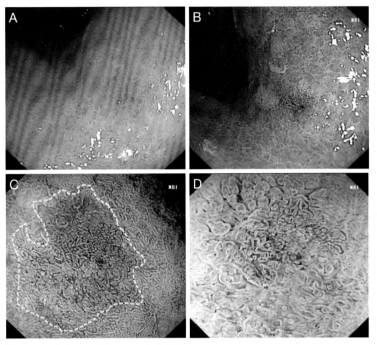

图 2-1-30 白光、NBI 及 NBI-ME 内镜表现

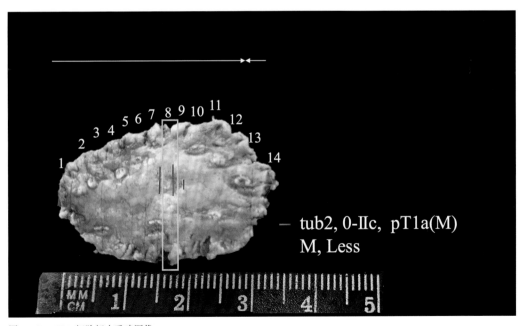

图 2-1-31 ESD 切除标本重建图像

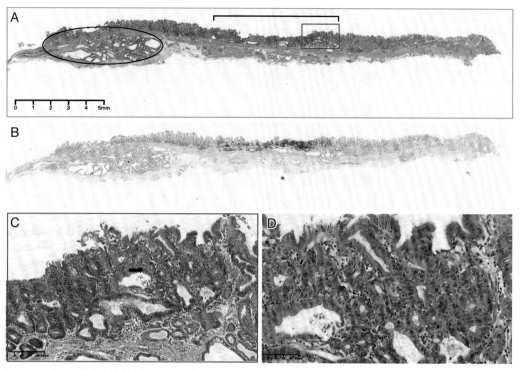

图 2-1-32　胃肠型中分化腺癌病理组织学图像

A. 展示第 8 条组织切片全景,肿瘤区域如(┏┓)所示,本例病变合并有黏膜下非肿瘤性腺体迷入(〇);
B. 免疫组化 P53 显示肿瘤区域;C. 低倍视野,肿瘤位于黏膜层,腺体结构异型明显,大小不等、部分腺腔
融合;D. 高倍视野下,肿瘤细胞异型性大,细胞核呈圆形及卵圆形,空泡状,核仁明显。

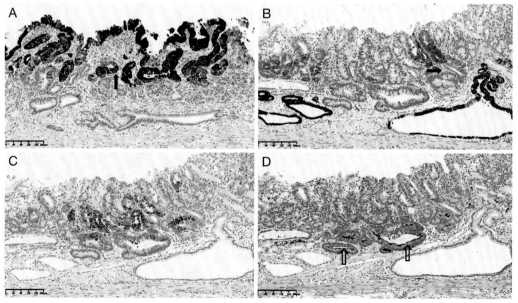

图 2-1-33　胃肠型中分化腺癌黏液标记免疫组化染色图像

肿瘤区域胃型黏液标记 MUC5AC 阳性(图 A)、MUC6 部分阳性(图 B↑所示);肿瘤区域肠型标记 MUC2
阳性(图 C),腺体腔缘肠型标记 CD10 阳性(图 D⇧)。

（4）无表型

【病史特点】	男,57 岁,发现胃黏膜病变 4 天。

患者 4 天前因头晕于当地医院行胃镜检查提示:贲门下缘小弯可见 2.5cm 0-Ⅱc 病变;慢性萎缩性胃炎;十二指肠钩虫症。父亲因胃癌去世。

【重要辅助检查】 胃癌增强 CT 提示胃小弯侧近贲门处胃壁稍厚并强化。

【内镜检查】 贲门小弯侧见一稍凹陷、发红病变(0-Ⅱc)、表面覆白苔,大小约 1.0cm(图 2-1-34A、C),NBI 下边界清、茶色改变(图 2-1-34B、D);NBI-ME 见 DL(+),可见不规则的表面微结构及微血管(图 2-1-34E、F),可见 irregular mesh pattern(图 2-1-34F)。

【疾病诊断与治疗】 内镜发现一直径约 1.0cm、0-Ⅱc 病变、伴溃疡,考虑浸润深度为黏膜层的分化型早期胃癌,予以 ESD 治疗(图 2-1-34G~I)。术后 6 个月行胃镜复查均未见明显异常,临床恢复好。

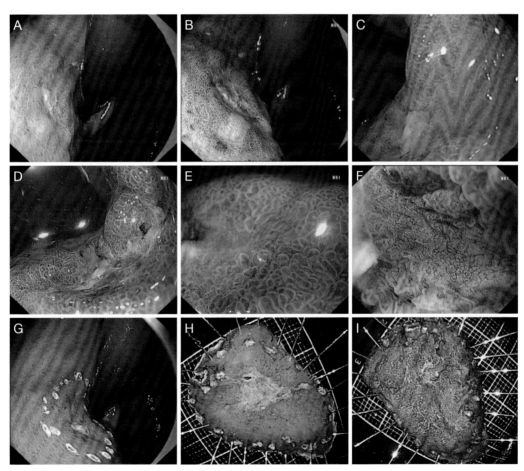

图 2-1-34　白光内镜、ME-NBI 表现及 ESD 标本

【病理诊断】　　　　中分化管状腺癌。U，Less，35mm×23mm，Type 0-Ⅱc+Ⅱa，14mm×7mm，tub2，pT1a（M），pUL1，Ly0，V0，pHM0，pVM0（图2-1-35~图2-1-37）。背景黏膜呈慢性中度萎缩性胃炎，伴中度肠上皮化生，Hp（阴性）。

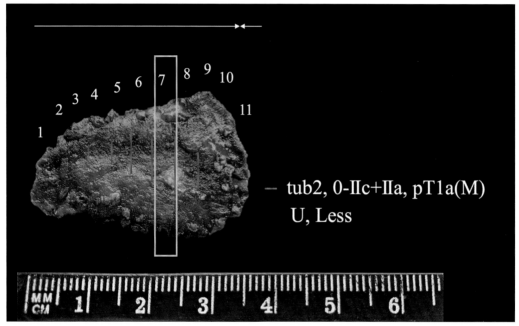

图 2-1-35　ESD 切除标本重建图像

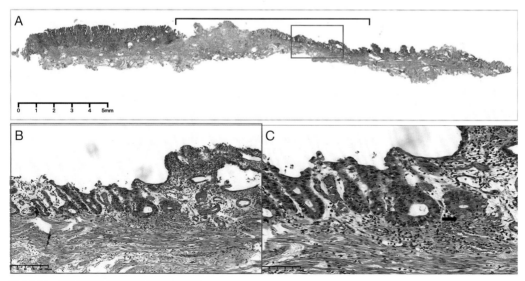

图 2-1-36　无表型中分化腺癌病理组织学图像

A. 展示第 7 条组织切片全景，肿瘤区域如（▭）所示；B. 低倍视野，肿瘤结构异型明显，腺管不规则；C. 高倍视野，肿瘤细胞密集排列、极性紊乱，细胞异型较明显，核圆形/卵圆形、深染，部分空泡状，可见核仁（➡）。

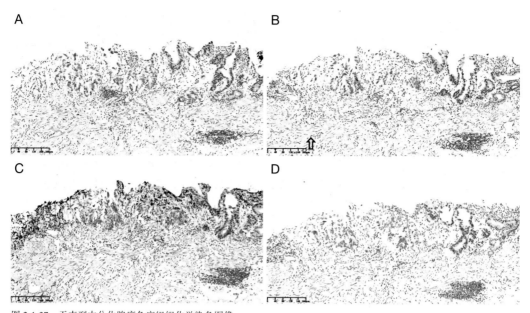

图 2-1-37 无表型中分化腺癌免疫组织化学染色图像

肿瘤细胞胃型黏液标记 MUC5AC（图 A）及 MUC6（图 B）均阴性，肠型黏液标记 CD10（图 C）及 MUC2（图 D）也均阴性，CD10 可见间质阳性。

【延伸阅读】 中分化管状腺癌（tub2）具有明显的腺管结构异型，部分腺腔不明显，出现腺体融合、筛状结构及扁平化上皮形成的小腺管。内镜下，病灶有明确边界，NBI-ME 可见特征性 irregular mesh pattern（网状血管断裂、变细、消失或不规则血管进入）。

早期分化型胃癌中，中分化及以中分化为主病例患者年龄 29~84 岁，男：女约为 2.5：1，大体类型隆起及非隆起型比例相当，多位于胃下部。根据肿瘤细胞黏蛋白 MUC5AC、MUC6、MUC2 和 CD10 表达情况，可分四种黏液表型：胃型（MUC5AC 和/或 MUC6 阳性而 MUC2 和 CD10 均阴性）、肠型（MUC2 和/或 CD10 阳性而 MUC5AC 和 MUC6 均阴性）、胃肠型［同时表达胃型黏液标记（MUC5AC 和/或 MUC6）和肠型黏液标记（MUC2 和/或 CD10）］及无表型（不表达胃型和肠型黏液标记）。其中，无表型胃癌的发生率最低。本中心 2012—2018 年间行内镜下治疗的分化型早期胃癌中，tub2 占比 14.4%（37/257），而其中胃型 24.3%（9/37）、肠型 16.2%（6/37）、胃肠型 59.5%（22/37）、无表型 0%（0/37）。黏液表型与患者年龄及临床表现、肿瘤大小、好发部位及大体类型等无明显相关性。

普通内镜诊断 tub2 较为困难,NBI-ME 有助于 tub2 的组织学类型诊断。基于八木一芳理论,放大镜下 tub2 常表现为 irregular mesh pattern,即网状构造断裂、变细、消失或不规则;而根据小山恒男理论,tub2 可表现为严重不规则的小凹样构造(pit)或绒毛状构造(villi)。而当表面构造不清楚时,观察到非网格状血管病变往往提示 tub2 的诊断。胃型胃癌 NBI-ME 下呈现乳头状或颗粒状白区包绕袢状血管(ILL)。肠型胃癌的表面微结构(MS)主要表现为椭圆形或管状(60.7%),而后依次破坏型(28.6%)、缺失型(7.1%)、乳头状型(3.6%),而肠型胃癌的微血管(MV)主要表现为精细网格样血管(FNP)(60.7%),其次为螺旋状(21.4%)、环状(17.9%)。乳头状型或缺失型 MS 更倾向于表达 MUC5AC,乳头状 MS 及环状 MV 倾向于表达 MUC6,但与 CD10 表达无相关性。胃肠型胃癌病灶背景黏膜不完全肠上皮化生比例较其他黏液型高,而在色调、形态、边缘等特点上不具有典型特征。就血管形态而言,胃肠型多数同时伴有 ILL 和 FNP。白色不透明物质(white opaque substance,WOS)的出现有助于排除胃型胃癌。无表型胃癌报道较少,无论是白光还是放大内镜下均未见明显特征性 MS 及 MV。

tub2 病例中组织学呈纯的中分化腺癌成分病例占比不到 20%,多混有其他组织学成分。其中混有 tub1 或 pap 的最多,近 50%;其次为 por1 或 por2,约 30%。组织学成分与浸润深度相关,在黏膜内癌中纯 tub2 和混有 sig 的多见;混有 tub1/pap 的在黏膜下浸润的早期胃癌中较多,而混有 por1/por2 的多在进展期胃癌中。

一旦胃型 tub2 在发展过程中出现乳头状、低分化或印戒成分,易发生黏膜下浸润,预示更高的淋巴管侵犯及淋巴结转移风险。因黏液表型在疾病进程中会发生变化,特别是在较大的肿瘤中,进展期病变可能会失去早期表达的黏蛋白表型,与其他表型相比,无表型在进展期的比例、神经周围侵犯的比例和淋巴结转移率更高。胃肠型胃癌患者的预后最好,而无表型胃癌患者的预后最差。胃型、胃肠型、肠型和无表型 tub2 患者的 5 年生存率分别为 38%、72%、55% 和 34%。

【特别提示】 ▶ 胃下部;隆起型与凹陷型均常见;不规则型 mesh pattern;严重不规则 pit 或 villi;胃型(乳头状/颗粒状白区包绕 ILL);肠型(椭圆形/管状/

破坏型 MS,FNP/CSP);胃肠型(ILL 和 FNP 同时存在);无表型(无特征性 MS 或 MV)。

▶ 腺管结构复杂,腺体成角、交联,可融合成筛;细胞呈密集排列、极性紊乱,核空泡状,可见核仁。

（马旭　李余轶　陈佳敏　杨彬　王瑜琪　杨琦）

三、低分化腺癌

低分化腺癌(por)缺乏明显腺管形成,由于组织学形态和生物学行为不同,分为实体型(solid type)和非实体型(non-solid type)。实体型低分化腺癌(por1)的肿瘤细胞排列呈腺泡状或无明显腺腔形成的巢团状,间质纤维形成较少;非实体型低分化腺癌(por2)的癌细胞呈小巢团状、条索状或单个性,其生长方式为弥漫性浸润,常伴有丰富的间质纤维。两者分别对应于 WHO 分类中的低分化管状腺癌和其他类型(除印戒细胞癌以外的)黏附性差的癌。

por1 和 pro2 的组织发生和恶性程度有差异。两者多混有其他组织学类型成分,且混有的组织学类型成分不同。当以 por1 为优势组织学类型时,黏膜内成分多为分化型腺癌,静脉浸润频率高;当以 por2 为优势组织学类型时,黏膜内成分也为未分化型。这也是 por2 的预后差于 por1,而 por1 的预后和分化型癌类似的一个原因。需要注意的是,por1 和 por2 的区分多针对黏膜下层及更深部位的生长方式,黏膜内癌及活检不建议进行 por 的亚分类。

01
实体型

【病史特点】　　　　　男,50 岁,腹胀乏力 6 个月,确诊胃癌 1 周。

患者 6 个月前无明显诱因下出现纳差乏力,无其他伴随症状,未诊治。1 个月前发现大便隐血++,CEA(癌胚抗原)阳性,查胃镜发现胃窦部巨大溃疡,活检病理诊断为低分化腺癌。半年来体重减轻 8kg。

患者既往脑卒中、糖尿病、高血压病史,否认癌症家族史。

【重要辅助检查】　　　CEA 22.12ng/mL,糖类抗原 211 6.9ng/mL,大便隐血+。

胃癌增强 CT:平扫见胃窦小弯见一浸润溃疡型(Borrmann Ⅲ型)肿物(图 2-1-38A,箭头所示)、浸润深度 T3、肿瘤上下范围 5cm、病变未累及食管或十二指肠,增强示明显强化(图 2-1-38B,箭头所示),无腹水,CT 诊断:T3N2Mx。

【内镜检查】　　　　　胃窦小弯见一巨大不规则溃疡,大小约 4.0cm,周边黏膜不规则隆起(图 2-1-39A、C),基底部见厚黄苔(图 2-1-39B)。

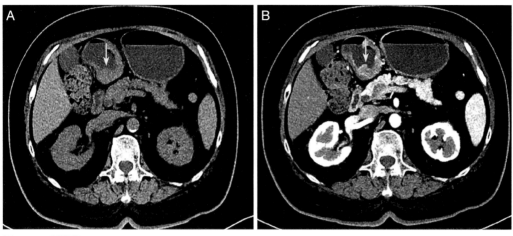

图 2-1-38　胃增强 CT

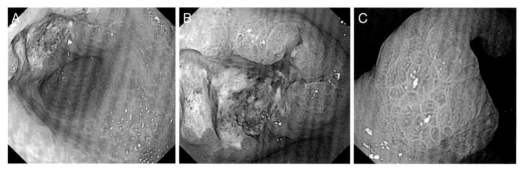

图 2-1-39　病变内镜表现

【疾病诊断与治疗】　　　　内镜发现一直径约 4.0cm、Borrmann Ⅲ型胃癌,病理诊断低分化腺癌,行腹腔镜下远端胃根治术。患者术后口服替吉奥治疗,术后 1 年、2 年随访胃镜及腹部 CT 均未见复发及转移征象。

【病理诊断】　　　　低分化腺癌。L,Less,Type 3,70mm×50mm,por1,pT3(SS),Ly1,V0,pPM0,pDM0,pN0(0/32)(图 2-1-40)。

【延伸阅读】　　　　实体型低分化腺癌(por1)在低分化腺癌中占比约 3%~30%,好发于男性,发病年龄 39~94 岁。病灶较大,呈实体型(髓样)的生长模式,不伴有间质纤维化,没有胃壁的硬化和变性,并有较高比例的静脉浸润和淋巴结转移。

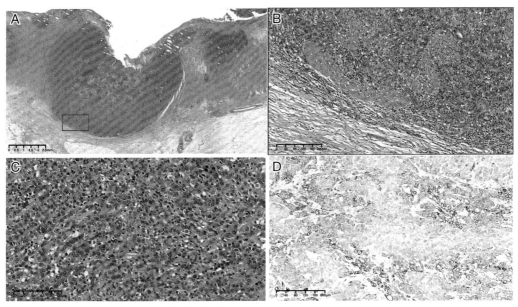

图 2-1-40　por1 病理组织学及免疫组织化学染色图像

A. 低倍视野,肿瘤呈实性片状生长,肿瘤细胞排列较紧密,边界较清;B. 局部放大高倍视野,示肿瘤与间质的边界,未见腺管样结构;肿瘤细胞排列紧密。C. 高倍视野,肿瘤细胞中等大小、圆形、核质比高,核仁明显,胞浆嗜酸;D. 免疫组化标记 CK7,肿瘤细胞胞浆阳性。

　　内镜下大多数病灶边界明显,呈隆起伴中央浅溃疡(0-Ⅱa+Ⅱc 或 Borrmann Ⅱ型),主要发生在胃窦。por1 组织学呈腺泡状或无明显腺腔形成的巢团、实性团块;肿瘤细胞排列紧密,间质少,炎症细胞浸润不丰富;细胞异型性显著,核分裂象多。por1 常需与伴淋巴间质的癌、肝样腺癌、淋巴瘤、神经内分泌肿瘤等鉴别。por1 中 MMR 蛋白缺失和 SWI/SNF 复合体(ARID1A、BRG1、BRM 和 BAF155 等)缺失比例较高,并推测 SWI/SNF 复合体缺失作为第二次打击,导致了分化型腺癌向实体型低分化腺癌的形态学转化。本病例错配修复蛋白(MLH1、PMS2、MSH2 和 MSH6)染色均未见缺失。

(李余轶　宋楷　陶思琪)

02

非实体型

【病史特点】　　　　女,67 岁,早期胃癌 ESD 术后 2 年余,发现胃角病变 1 周。

　　　　　　　　　　患者 2 年前胃角黏膜内中分化腺癌 ESD 治疗。1 周前胃镜发现胃角近前壁 0-Ⅱb 病变,早期胃癌(early gastric cancer,EGC)考虑。

　　　　　　　　　　父亲因胃癌病逝。

【重要辅助检查】　　暂无。

【内镜检查】　　　　胃角近前壁见一平坦稍发红病变(0-Ⅱb),大小约 1.0cm,表面无溃疡,NBI 下见茶色征(图 2-1-41A),NBI-ME 示 DL(+)、IMVP(+)、IMSP(+)(图 2-1-41B);靛胭脂喷洒示边界清平坦病变、局部黏膜颗粒样改变(图 2-1-41C、D)。

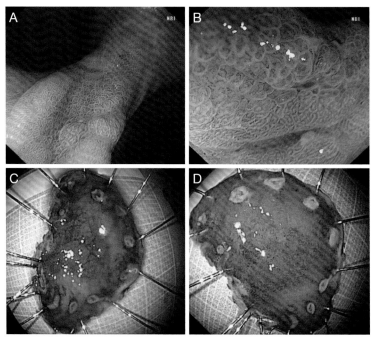

图 2-1-41　白光、NBI 及 NBI-ME 内镜表现、ESD 标本

【疾病诊断与治疗】　　内镜发现一直径约 1cm、无溃疡、0-Ⅱb 病变,考虑浸润深度为黏膜层的早期胃癌,予以 ESD 治疗。术后 6 个月随访患者恢复良好,无不适主诉。

【病理诊断】　　　　低分化腺癌,部分中分化腺癌及印戒细胞癌。L,Ant,28mm×17mm,Type 0-Ⅱb,13mm×11mm,por2>tub2>sig,pT1a

（M），pUL0，Ly0，V0，pHM0，pVM0（图 2-1-42～图 2-1-44）。背景黏膜呈慢性中度萎缩性胃炎，伴中度肠上皮化生，Hp（阴性）

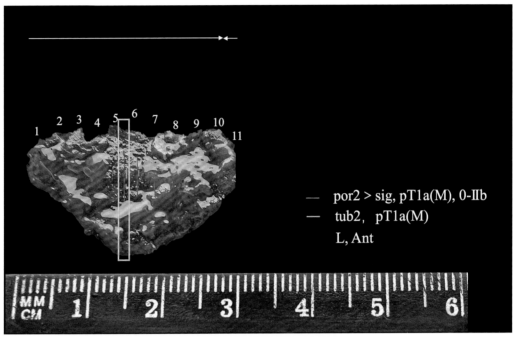

图 2-1-42　ESD 切除标本重建图像

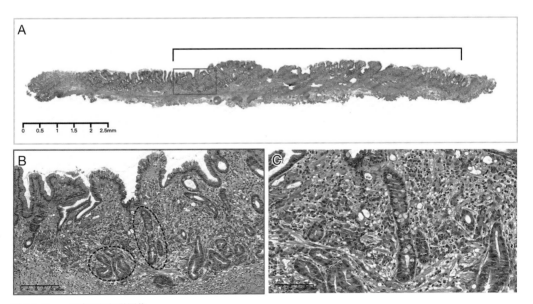

图 2-1-43　por2 病理组织学图像
A. 切片全景，肿瘤区如图所示（⌐）；B. 低倍视野，肿瘤主位于黏膜中部固有层，中下部可见非肿瘤性的肠上皮化生（◌）；C. 高倍视野，肿瘤细胞黏附性差，无明显腺管样结构，单个或小巢团状散在穿插分布于非肿瘤性的肠上皮化生腺体之间。

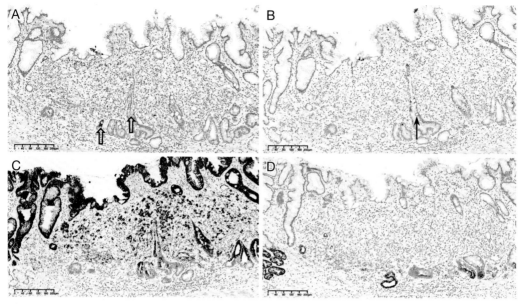

图 2-1-44　por2 免疫组织化学染色图像

A. 肠型黏液标记 CD10 肿瘤细胞阴性,肠上皮化生腺体腔缘阳性(⇑);B. MUC2 肿瘤细胞阴性,肠上皮化生腺体的杯状细胞阳性(↑);C. 胃型黏液标记 MUC5AC 勾勒肿瘤细胞,体积小,单个分布,提示肿瘤具有胃型黏液表型;D. MUC6 示残存幽门腺,肿瘤细胞阴性。

【延伸阅读】　　　　　非实体型(por2)在女性和年轻患者中更常见,并且与家族史相关。por2 肿瘤细胞呈小巢团、条索状、单个或弥漫性浸润生长,细胞与组织细胞或淋巴细胞相似,可有多形性,常伴有丰富的间质纤维,类似于 WHO 分类中其他细胞类型的低黏附性癌。由于 por2 常伴纤维化的浸润性生长模式,故表现出胃黏膜皱襞集中、胃壁明显硬化、边界不清。早期呈平坦、凹陷型,进展期多呈 Borrmann Ⅲ 或 Borrmann Ⅳ型。por2 可由高分化腺癌浸润时去分化而形成,与印戒细胞癌、黏液腺癌的成分混合较多见。即使以分化型腺癌为主、含有小部分 por2 成分时,淋巴结转移风险仍会增高,所以在内镜切除标本的病理报告中需注明低分化成分及范围。

【特别提示】
▶ 胃中下 1/3;早期 0-Ⅱc 型为主,进展期多呈 Bornman Ⅲ型。
▶ 缺乏腺管样结构。实体型呈巢团状、实性片状排列;非实体型呈单个或条索样排列,黏附性差,弥漫浸润。

(杨彬　宋楷　陶思琪)

四、印戒细胞癌

【病史特点】　　　　　男,71 岁,胃镜发现胃癌 2 周。

患者 2 周前行胃镜检查发现胃体大弯印戒细胞癌。患者无不适症状。患者 1 年前曾因胃体小弯神经内分泌瘤行 ESD 治疗。既往高血压、冠心病、溃疡性结肠炎病史。

【重要辅助检查】　　　胃癌增强 CT 未见明显异常。血清 CEA 5.1ng/mL,余肿瘤标志物无殊。

【内镜检查】　　　　窦体交界大弯处见一稍凹陷发红病灶,周边稍隆起(0-IIc+IIa),大小约 1.5cm,边界清(图 2-1-45A、B),NBI 见茶色征(图 2-1-45C),凹陷处黏膜微血管增粗、紊乱,表面微血管扩张、扭曲畸形,似螺旋状,表面微结构消失(图 2-1-45D~F);提示 IMVP(+)、IMSP(+)、DL(+)。

【疾病诊断与治疗】　　内镜发现一直径约 1.5cm、无溃疡、0-IIc+IIa 病变,病理诊断为印戒细胞癌。考虑浸润深度为黏膜层、无溃疡的未分化型早期胃癌,予以 ESD 治疗。术后 6 个月行胃镜复查均未见明显异常,临床恢复良好。

【病理诊断】　　　　　印戒细胞癌。ML,Gre,45mm×35mm,Type 0-IIa+IIc,18mm×16mm,sig,pT1a(M),pUL0,Ly0,V0,pHM0,pVM0(图 2-1-46~图 2-1-48)。背景黏膜呈自身免疫性胃炎(A 型胃炎),伴神经内分

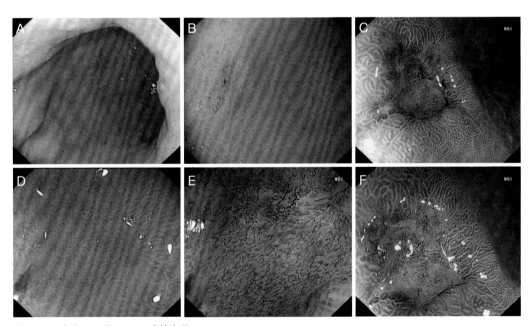

图 2-1-45　白光、NBI 及 NBI-ME 内镜表现

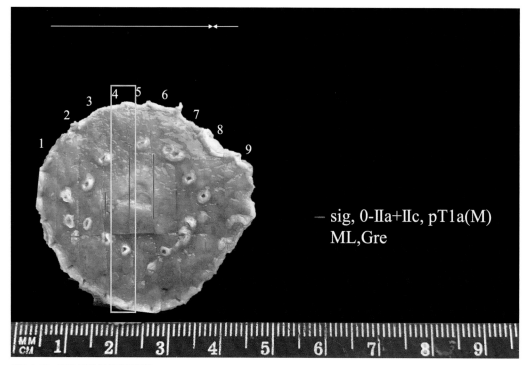

图 2-1-46　ESD 切除标本重建图像

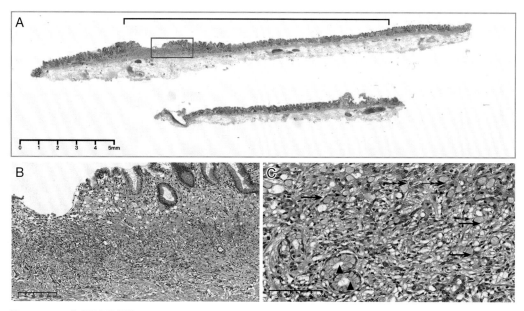

图 2-1-47　sig 病理组织学图像

A. 切片全景视图,可见一凹陷型病变(⌐¬);B. 低倍视野,肿瘤细胞黏膜内片状弥漫性生长;大部被覆非肿瘤性黏膜上皮;C. 高倍视野,肿瘤破坏固有腺体,仅残留个别幽门腺(▲),肿瘤细胞胞浆丰富、淡染,含大量黏液,细胞核被推挤至细胞边缘(➜),核型不规则,细胞形似"戒指"。

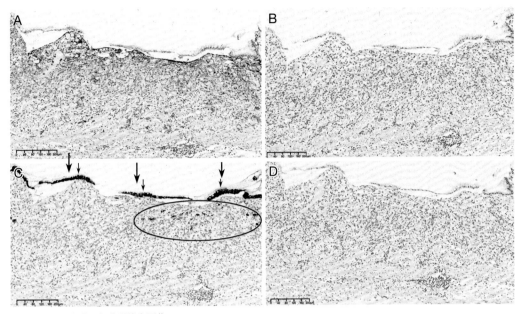

图 2-1-48 sig 免疫组织化学染色图像

A. 肿瘤细胞肠型黏液蛋白标记 CD10 阴性；B. 肿瘤细胞肠型黏液蛋白标记 MUC2 阴性；C. 胃型黏液蛋白标记 MUC5AC 少量阳性（◯），表面非肿瘤性小凹上皮仍保留表达 MUC 5AC（↓）；D. 胃型黏液蛋白标记 MUC6 阴性。

泌细胞微结节状增生及异型增生，神经内分泌瘤（NET G1）形成，2 灶，大小 0.6~0.8mm。

【延伸阅读】

胃印戒细胞癌（sig）是向黏液细胞分化，无腺管形成的腺癌。因细胞内含有大量黏液，细胞核偏向于一侧，形似一枚戒指，故而得名。当印戒细胞成分占比 50% 以上即可诊断印戒细胞癌。近年来，其发生率逐年上升，约占胃癌的 10%~20%，好发于青年女性。

印戒细胞癌好发于胃中下部，内镜下褪色调病变多见，常表现为白色扁平或凹陷病灶，边界不清，隆起性病灶较少见，黏膜呈颗粒状，可见自发性出血；少数可表现为发红病灶；NBI 下可见茶色征，NBI-ME 可见隐窝上皮增生，间距增宽，血管结构紊乱，腺体结构不规则。印戒细胞癌放大镜下可观察到黏膜下层胃小凹、微血管等结构扩张、延伸（即 stretch 征），是区别于其他早期胃癌的特征性改变，其原因是病灶起源于固有层腺体，细胞增殖可造成黏膜层细胞受挤压，空间结构变形。

印戒细胞癌黏附性差，呈散在的或小团状的癌细胞浸润性生长。部分黏膜内印戒细胞癌可出现双层结构（double-layer

structure,DLS），即上层细胞胞浆具有丰富的黏蛋白、细胞核偏心分布，MUC5AC 阳性；下层细胞胞浆黏蛋白含量较少，MUC6 阳性；交界处表现为 Ki-67 阳性。DLS 特征更类似于正常胃黏膜分布模式。若 MUC5AC 阳性细胞与 MUC6 阳性细胞交叉分布，Ki-67 阳性细胞广泛分布，则定义为 DLS 缺失。在对 310 例 pT1a 胃印戒细胞癌的分析中发现，42% 的病灶具有 DLS，58% 的病灶 DLS 缺失。其中具有 DLS 的病灶中，淋巴结转移率为 2.3%，而 DLS 缺失病灶中淋巴结转移率为 9.9%，表明 DLS 缺失是淋巴结转移的危险因素［比值比（OR）=4.93］。在上述研究中，符合 ESD 治疗绝对适应证的病例未发现淋巴结转移；同时，pT1a（M）、无淋巴管和血管侵犯、无溃疡，但长径 >2cm 的胃印戒细胞癌中，存在 DLS 的病灶均无淋巴结转移，而 DLS 缺失病灶淋巴结转移率为 12.1%。因此，对于符合 ESD 治疗相对适应证的胃印戒细胞癌，若组织病理学显示无淋巴管和血管侵犯，建议评估 DLS，可作为预后评估的预测因素。

　　印戒细胞癌低黏附性浸润的生长模式与其独特的肿瘤分子生物学改变相关，CDH1 突变导致 E-cadherin 表达降低，细胞外黏附相关分子表达降低，细胞间黏附性降低。此外 β-catenin/APC 基因突变、WNT/β-catenin 通路失调也见于印戒细胞癌。目前尚未明确与胃印戒细胞癌发生相关的基因突变（如 CDH1、P53、CLDH18-ARHGAP26/6 融合等）的治疗指导意义。

　　印戒细胞癌 5 年生存率约 30%，远低于非印戒细胞癌（5 年生存率约 50%），而早期胃癌中，印戒细胞癌 5 年生存率约为 90%，略高于非印戒细胞癌（5 年生存率约 83%）。因此，早期胃印戒细胞癌预后较其他类型胃腺癌更好。

【特别提示】

▶ 胃体为主；平坦/凹陷型；褪色调，边界不清；典型的螺旋形微血管；特征性 stretch 征。

▶ 呈散在或小巢状低黏附性浸润性生长，缺乏腺管结构；胞内富含黏液，核推挤偏位，呈印戒样。

（王瑜琪　宋楷　陶思琪）

五、黏液腺癌

【病史特点】　　　　　男,65 岁,反酸、烧心 10 年余,发现胃窦黏膜下隆起 2 个月余。

患者 10 年余前感胃部不适,反酸、烧心,无腹痛。7 个月余前服用中药后好转,2 个月前胃镜发现:胃窦黏膜下隆起病变、大小约 2.0cm,CT 提示胃肠间质瘤可能。

患者既往甲状腺腺瘤病史,无 Hp 感染或根除史。

【重要辅助检查】　　　外院 CT 提示胃窦黏膜下局限性膨隆、考虑间质瘤可能。

【内镜检查】　　　　　胃窦大弯近幽门见一大小约 1.8cm 丘状隆起性病变、边界不清,表面部分区域黏膜稍凹陷粗糙(图 2-1-49A、B);充分注气病变略展平。NBI 下病变黏膜未见明显茶色改变,病变区域弱放大见局部血管稍扩张;NBI-ME 见局部表面微血管不规则、直径不同、形状不均一,MCE 稍增宽(图 2-1-49C、D);未见 WOS 及 WGA。EUS 示病灶处见不均质、低回声团块(图 2-1-49E,黄色箭头),内见强回声斑,横截面大小 16mm×12mm,边界清楚,起源于黏膜下层。

【疾病诊断与治疗】　　　内镜发现一直径约 2cm、无溃疡、黏膜下病变,考虑胃窦黏膜下肿瘤,予以 ESD 治疗(图 2-1-49F)。术后患者恢复良好。

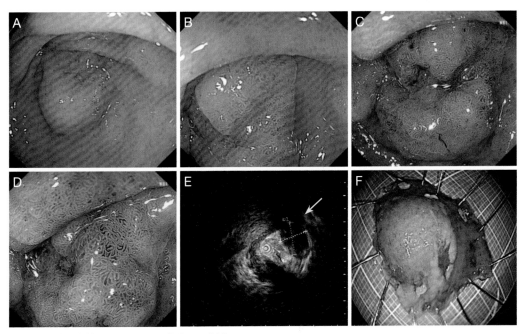

图 2-1-49　白光内镜、NBI 及 NBI-ME 表现、ESD 标本

【病理诊断】　　　　　黏液腺癌。L,Gre,28mm×20mm,Type 0-Ⅱa,15mm×10mm,
muc,pT1b(SM2),pUL0,Ly0,V0,pHM0,pVM0(图 2-1-50~图
2-1-52)。背景黏膜呈慢性中度萎缩性胃炎,中度肠上皮化生,
Hp(阴性)。

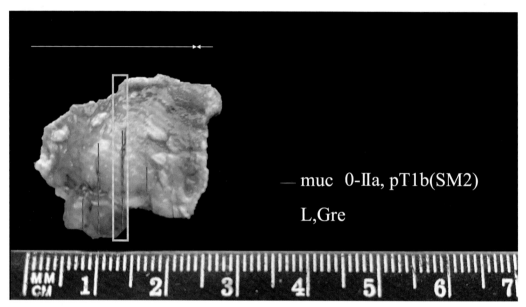

图 2-1-50　ESD 切除标本重建图像

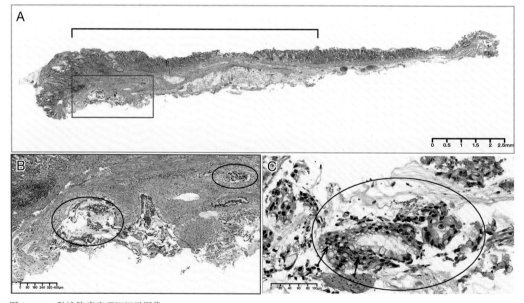

图 2-1-51　黏液腺癌病理组织学图像

A. 切片全景图,肿瘤范围如 ⌐ 所示,肿瘤以黏膜下层为主,伴大片黏液湖形成;B. 低倍视野,黏液湖中
央可见呈腺管样(〇)结构的肿瘤性黏液上皮成分;C. 高倍视野,肿瘤细胞排列不规则,胞浆丰富,细胞
核深染,异型较大,核型不规则,大小不一,可见杯状细胞(➤)。

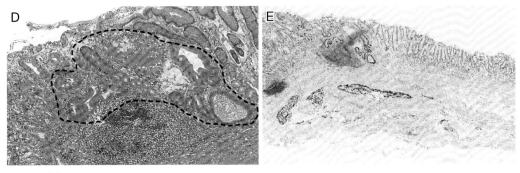

图 2-1-51（续）
D. 高倍视野,黑色不规则封闭曲线示肿瘤黏膜内成分,呈分化良好的高分化腺癌;E. 免疫组化标记
P53,显示肿瘤范围（黏膜内高分化腺癌及黏膜下黏液腺癌成分）。

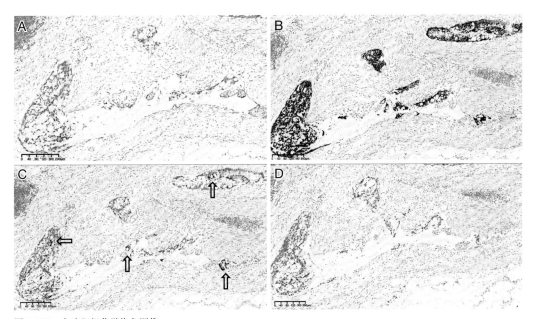

图 2-1-52 免疫组织化学染色图像
A. 肠型黏液标记 CD10 阴性;B. MUC2 弥漫阳性表达;C. 胃型黏液标记 MUC5AC 局灶阳性(⇧);
D. MUC6 阴性;肿瘤呈以肠型黏液表型为主的胃肠混合型黏液表型。

【延伸阅读】 　　胃黏液腺癌（mucinous carcinoma,muc）是一种由恶性腺
上皮和大量细胞外黏液组成的腺癌,后者占肿瘤 50% 以上,相
对少见,约占胃腺癌的 2.1%~8.1%。肿瘤切面呈胶冻状,多呈
弥漫浸润性生长,显微镜下癌组织漂浮在大量的细胞外黏液湖
中,呈腺样或巢团样排列,有时可见印戒样细胞悬浮在黏液湖
中。muc 男性发病率高于女性。
　　胃镜下,约 70% 位于胃中下部,"地图状边缘"和"结节性

泡沫状黏液"是其内镜特征,阳性率分别为 52% 和 57%;也可表现为平缓的 SMT 样隆起,大部分由正常黏膜覆盖,中心部形成浅溃疡或糜烂。NBI-ME 下观察到"圆形白色物质"或"棉絮样表现"。"圆形的白色物质"是从癌腺管群的深层向管腔侧排出的黏液表现,提示黏液腺癌;如果黏液排出过多,表层黏膜癌脱落,则呈现没有结构的"棉絮样表现"。

超声内镜下 muc 表现为黏膜下层增厚,伴弥漫性、网状、高回声斑点,固有肌层增厚,回声水平较高,是含有丰富黏液蛋白的胃黏液性肿瘤的典型表现。黏液蛋白的含量越高,EUS 显示肿瘤回声水平越高,该特征有助于其与非黏液性胃癌的鉴别。另因部分 MGC 呈现 SMT 样形态,需与胃肠间质瘤(GIST)和胃血管球瘤等 SMT 相鉴别。其中,GIST 典型的 EUS 特征为不均匀、高回声斑点、边缘晕和较周围肌层回声更高;胃血管球瘤常为等-低回声肿块、伴病灶内钙化(或与肿瘤内出血或钙化相关)。

钙化和层状强化是诊断 muc 的重要 CT 征象。muc 的钙化是特征性表现,可以为结节状、粟粒状、点状分布,均匀分布于增厚的胃壁的黏液池内,钙化的大小通常为 1~3mm,不同于平滑肌瘤和平滑肌肉瘤环状和斑片状钙化表现,非黏液腺癌通常无钙化。muc 最常见的对比增强模式是层状型,而非黏液腺癌是均质性。而 GIST 的动脉期扫描有很强的不均一性,常伴有囊性变性、坏死和出血;胃血管球瘤偶有在 CT 上可见微小的钙化斑点,在动脉期和门脉期常表现为周边结节状或均匀强化,延迟期呈持续强化;胃神经鞘瘤则显示肿瘤呈不均匀低密度,囊性变性;胃脂肪瘤可以看到均匀脂肪衰减的黏膜下肿块。

组织学上,muc 由恶性上皮和细胞外黏液湖两种成分组成,后者占比大于 50%。镜下可见两种主要的结构:①柱状上皮形成腺管结构,伴有腺腔内及间质黏液湖;②黏液湖中漂浮条索状、巢状、散在单个分布的癌细胞。

早期 muc 起源于黏膜下层者占 83%,起源于黏膜层者占 17%。muc 黏液中存在大量多糖水解酶、硫酸黏多糖及唾液酸黏多糖。水解酶可破坏肿瘤周围的基底膜屏障结构,而宿主免疫细胞对肿瘤的识别可被黏多糖所干扰,使其更易侵犯胃周围的组织,诱发淋巴结发生转移。

就预后而言,进展期 muc 的 5 年 OS 较分化型腺癌差、略高于低分化腺癌。而早期 muc 预后比早期印戒细胞癌差、进展期 muc 预后较进展期印戒细胞癌好。

【特别提示】　　► 胃中下部；地图状边缘、结节性泡沫状黏液、SMT 样隆起；ME 可见"圆形白色物质"或"棉絮样表现"；EUS 见弥漫性/网状的高回声斑点。

　　　　　　　　► 大体切面呈胶冻状；黏液湖内见腺样、巢团样或散在的印戒样肿瘤细胞。

（吴俊俊　宋楷　陶思琪）

六、混合型癌

【病史特点】　　　　女，68 岁，上腹部不适 1 个月余。

　　　　　　　　　患者 1 个多月前出现上腹部不适，进食后饱胀感，近 1 个月体重下降 2kg，粪隐血试验阳性，胃镜提示胃角、胃窦黏膜 Ⅱb+Ⅱa 病变，病理示腺癌。既往高血压、慢性荨麻疹病史，余无殊。

【重要辅助检查】　　胃癌增强 CT 见胃窦部局部黏膜稍增厚，肿瘤局限于黏膜层。

【内镜检查】　　　　胃角中部及后壁至胃窦小弯侧可见一稍发红、粗糙黏膜，病灶表浅隆起，局部覆有薄白苔（图 2-1-53A），NBI 见茶色征（图 2-1-53B），NBI-ME 见腺管紊乱，DL（+）（图 2-1-53C、D 虚线所示）。靛胭脂喷洒染色可见病灶边界欠清，醋染后白化时间缩短（图 2-1-53E、F）。

【疾病诊断与治疗】　　内镜发现一胃窦至胃角广泛表浅、无溃疡、0-Ⅱa+Ⅱb+Ⅱc 病变，病理诊断腺癌，考虑浸润深度为黏膜层的分化型早期胃癌，予以 ESD 治疗。术后病理提示中-高分化腺癌，部分低分化腺癌、黏液腺癌，未分化成分 >3cm，评估为内镜可治愈性 C 级（eCuraC），追加腹腔镜下胃癌根治术（根治性远端胃切除术+D2 淋巴结清扫+胃空肠 Roux-en-Y 吻合），术后病理未见肿瘤残留及相关淋巴结转移。外科术后随访 1 年未见复发。

【病理诊断】　　　　中-高分化腺癌，部分低分化腺癌、黏液腺癌。L，Less，Type 0-Ⅱa+Ⅱc，89mm×70mm（por2，38mm×25mm；muc，17mm×13mm），tub2>tub1>por2>muc，pT1a，pUL0，Ly0，V0，pVM0，pHM0（图 2-1-54、图 2-1-55）。背景黏膜呈慢性中度萎缩性胃炎，伴中度肠上皮化生，Hp（阴性）。

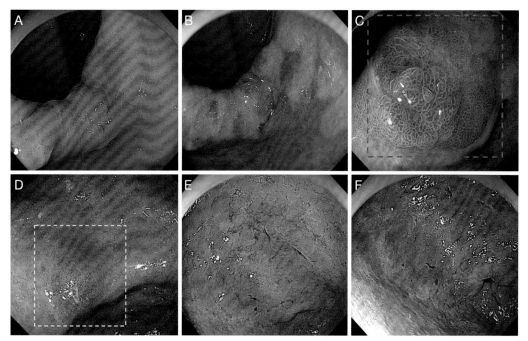

图 2-1-53　白光、NBI 及 NBI-ME 内镜表现

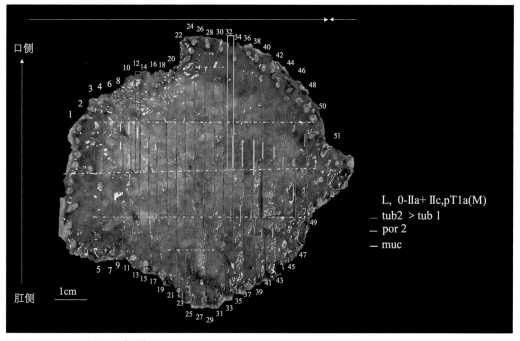

图 2-1-54　ESD 切除标本重建图像

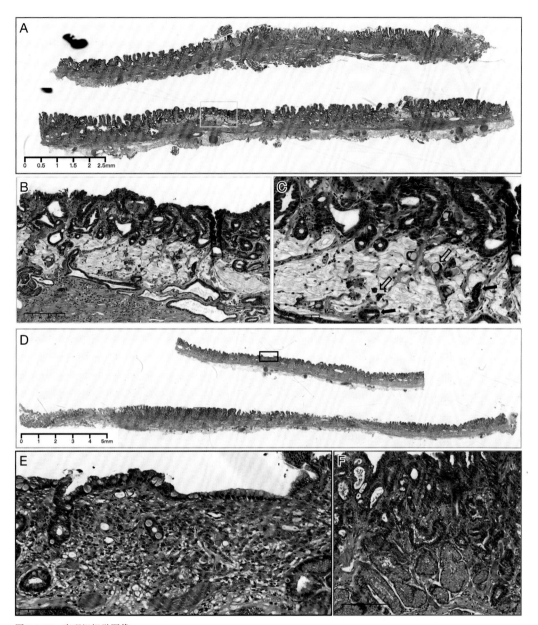

图 2-1-55　病理组织学图像

A. 12 号切片全景视图；B. 图 A 黄框区域局部放大图像，黏液湖明显，黏膜上 1/2 层可见管状腺癌，呈高分化形态；C. 高倍视野，黏液中可见单个/小簇状/印戒细胞样形态肿瘤细胞（⇧），以及管状形态（↑）；D. 32 号切片全景视图；E. 图 D 黑框区域低分化腺癌局部放大图像，肿瘤细胞弥漫生长，胞浆丰富，嗜酸，无明显管状形态；F. 图 D 红框区域中分化腺癌局部放大图像，肿瘤细胞呈管状形态，形态不规则，相互融合，细胞核深染。

【延伸阅读】

　　由于胃癌组织学的异质性,常会出现同时存在多种成分的胃癌,即混合型(mixed-type)胃癌。目前尚无统一定义,按照 Lauren 分型,混合型胃癌指同时存在肠型和弥漫型两种成分的胃癌;日本胃癌学会对于同时存在分化型和未分化型的胃癌,按其优势组织学成分分为分化为主混合型胃癌(分化型成分 >50%)及未分化为主混合型胃癌(未分化型成分 >50%);而 WHO 对混合型胃癌的定义为含有腺样结构的癌(乳头状癌、管状腺癌)和印戒细胞癌/低黏附性癌成分的胃癌。

　　早期胃癌中混合型约占 10%~30%,相比于单纯分化型、未分化型胃癌,混合型胃癌浸润层次更深、侵袭性更强、肿瘤体积更大、淋巴结转移率更高、预后更差。混合型早期胃癌约 70% 发生于胃下部,凹陷型病灶约占 90%,隆起型约为 10%,其中约 20% 病灶可见溃疡。ME 观察分化型成分表现为“环形”和“网格型”结构,未分化成分表现为“隐窝间部(intervening part,IP)增宽”“波浪形微血管”和“螺旋状微血管”,有时可见未分化成分与分化成分间分界线。

　　胃癌组织在发病的早期多为一种组织学类型,但随着疾病发展,肿瘤细胞可发生表型的改变,进展为两种或多种组织学类型,但具体分子机制目前没有相关明确研究。混合型癌可能为克隆性病变,其表型差异与体细胞编码黏附蛋白(E-cadherin/CDH1)基因突变有关,该基因仅限于印戒细胞癌/低黏附性的癌中。

　　Nakamura 分类将管状腺癌、乳头状腺癌归类为分化型癌;低分化腺癌、印戒细胞癌归为未分化型癌;黏液腺癌根据其黏液湖中的组织学形态相应分为分化型与未分化型癌。本病例同时存在分化型的管状腺癌、未分化型的低分化腺癌,黏液腺癌成分中见管状腺癌成分、低分化腺癌及印戒细胞癌成分,ESD切除标本重建图像示本病例属于分化型为主的混合型癌。分化-未分化混合型癌中,分化为主型占 74%。由于内镜图像及活检部位的局限性,许多混合型癌可能在术前被诊断为单纯型癌并按此处理。本病例未分化成分(por2 和 muc)均位于黏膜层深部,黏膜浅层均为分化型管状腺癌,内镜未识别未分化型成分。

　　在符合日本内镜切除标准的早期胃癌中,混合型和单纯型患者在总生存和无进展生存上未见明显差异。但混合型胃癌淋巴结转移率约 10%~30%,远高于单纯分化型(5%~15%)。

【特别提示】	▶ 胃体下部;凹陷型;发红或褪色的混杂色调;同时具分化及未分化特征。
	▶ 由分化型成分及未分化型成分混合组成。

（王瑜琪　宋楷）

第二节　特殊类型

一、神经内分泌肿瘤

神经内分泌肿瘤(neuroendocrine neoplasm,NEN)是一类起源于神经内分泌细胞和肽能神经元的高度异质性肿瘤,其中胃肠胰 NEN 是最常见类型,约占所有 NEN 的 55%~70%。NEN 异质性较高,根据原发肿瘤所对应组织胚胎起源不同,可分为前肠(支气管肺、胃、十二指肠、胆道和胰腺)、中肠(空肠、回肠、阑尾和近端结肠)和后肠(远端结肠和直肠)NEN。直肠和胰腺是亚洲人群最常见的发病部位。胃 NEN 根据肿瘤分化程度,可分为:①高分化的神经内分泌瘤(neuroendocrine tumor,NET),包括 G1、G2 和 G3;②低分化的神经内分泌癌(neuroendocrine carcinoma,NEC),包括大细胞 NEC 和小细胞 NEC。

表 2-2-1　GEP-NEN 分类及分级标准(WHO,2019)

诊断术语	分化	分级	核分裂象/2mm²	Ki67 增殖指数
NET G1	好	低	<2	<3%
NET G2	好	中	2~20	3%~20%
NET G3	好	高	>20	>20%
NEC,小细胞型	差	高	>20	>20%
NEC,大细胞型	差	高	>20	>20%

01

神经内分泌瘤

胃 NET(gastric NET,g-NET)相对罕见,约占所有 NEN 的 7.0%,在胃肿瘤中占比不足 1%。g-NET 来源于胃内分布的 4 种不同类型神经内分泌细胞,包括分布于胃底和胃体、分泌组胺的肠嗜铬样细胞(enterochromaffin-like cell,ECL),分布于胃窦、分泌胃泌素的 G 细胞,分布于全胃、分泌生长抑素的 D 细胞,以及分泌 5-羟色胺的肠嗜铬细胞(enterochromaffin cell,EC)。ECL 细胞仅位于胃底和胃体泌酸黏膜腺体的下 1/3,而 G 细胞则分布于胃窦腺颈部。G 细胞分泌胃泌素与 ECL 细胞上胃泌素受体结合,刺激 ECL 细胞释放组胺,组胺再与壁细胞上组胺受体结合,导致胃酸分泌。D 细胞分布于全胃黏膜,以旁分泌方式通过生长抑素受体调控其他神经内分泌细胞,是 G 细胞的拮抗细胞。此外,胃泌素对 ECL 有很强的营养作用,刺激 ECL 细胞增生。根据细胞起源、背景疾病和发病机制不同,g-NET 临床分型分为 3 型(Rindi 分型):Ⅰ型和Ⅱ型为胃泌素依赖的 ECL 瘤,Ⅰ型由自身免疫性胃炎引起胃酸分泌不足,反馈性引起 G 细胞过度分泌胃泌素、刺激 ECL 细胞增生而形成 g-NET,Ⅱ型由体内其他部位功能性胃泌素瘤〔如佐林格-埃利森综合征(Zollinger-Ellison syndrome,ZES)和多发性内分泌肿瘤 1 型(multiple endocrine neoplasia type 1,MEN1)〕引起胃泌素过度分泌刺激 ECL 细胞增生形成;Ⅲ型则无特定疾病背景,来源于所有胃神经内分泌细胞。

　　胃高分化 NET 通常为边界清晰的病变,位于黏膜下层或侵入肌层,肿瘤切面为红色至棕褐色,表明肿瘤含有丰富的微血管系统,有时因脂类含量高而呈黄色。组织学上,高分化 NET 的肿瘤细胞呈典型的"器官样"排列,呈实性/巢状、小梁状、脑回状或者有时呈腺样结构,血窦丰富,肿瘤细胞大小相对一致,细胞核圆形至卵圆形,染色质呈"胡椒盐样"(粗糙点彩状),细胞质呈细颗粒状。这些细胞产生大量的神经分泌颗粒,表现为免疫组化中弥漫性分布的高表达神经内分泌标志物,如突触素和嗜铬粒蛋白。胰岛素瘤相关蛋白-1(insulinoma-associated protein-1,INSM-1)是另一个敏感度及特异度较高的神经内分泌标志物。

　　根据病理核分裂数和/或 Ki-67 指数,将 NET 分为 3 级,详见表 2-2-1。

(1) NET G1

【病史特点】　　　　　　　男,50 岁,上腹胀半个月。

　　　　　　　　　　　　　　患者半个月前无明显诱因下出现上腹胀,无腹痛,于当地医院行胃镜检查提示胃体见息肉样隆起伴片状糜烂,病理提示神经内分泌肿瘤。

【重要辅助检查】　　　　　抗内因子抗体:39.87U/mL(阳性);抗胃壁细胞 IgG 抗体 71.92U/mL(强阳性);胃泌素 259.85pg/mL↑(正常参考值 28.10-106.50pg/mL);Pepsinogen Ⅰ5.7ng/mL↓(正常参考值 >70ng/mL),Pepsinogen Ⅱ 6.9ng/mL,Pepsinogen Ⅰ/Ⅱ 0.8↓(正常参考值 >3.0)。

　　　　　　　　　　　　　　胃增强 CT:胃体多发明显强化结节,考虑神经内分泌肿瘤(图 2-2-1,箭头所示)。

【内镜检查】　　　　　　　胃底体黏膜萎缩,胃窦黏膜光滑、轻度水肿,胃体下部前壁、胃体上部后壁和胃体上部前壁各可见一隆起、发红病灶(0-Ⅱa),直径分别约 0.5cm、0.8cm 和 1.2cm(三处病灶表现类似,此处仅展示最后一处病灶见图 2-2-2A、B),病灶顶部伴有发红

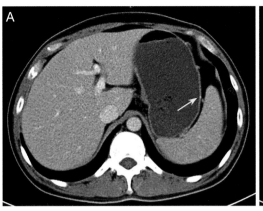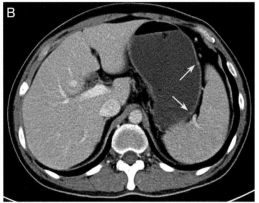

图 2-2-1　胃增强 CT 表现

的凹陷(图 2-2-2C)。NBI 下黏膜未见明显茶色改变,弱放大见中央凹陷处腺管结构不清,NBI-ME 见 MCE 增宽(图 2-2-2D),未见不规则表面结构,未见 WOS 及 WGA(图 2-2-2E)。EUS 示黏膜第 2 层~第 3 层见实性偏低回声肿块,突向腔内,内部回声欠均匀,边界欠清,横截面直径约 0.9cm(图 2-2-2F,星号所示)。

【疾病诊断与治疗】　　结合患者临床检查及内镜表现,提示自身免疫性胃炎,并发现胃体上部前壁近胃底、胃体上部后壁、胃体下部前壁各一处隆起型、0-Ⅱa 病变,病理诊断神经内分泌瘤,予以 ESD 治疗(图 2-2-2F)。术后 1 年随访未见复发,临床恢复可。

【病理诊断】　　胃神经内分泌瘤 NET G1,3 灶。病灶 1:U,Ant,Type 0-Ⅱa,5mm,NET G1,pT1b(SM),pUL0,Ly0,V0,pHM0,pVM0;病灶 2 及 3:U,Post,Type 0-Ⅱa,5mm,NET G1,pT1b(SM),pUL0,Ly0,V0,pHM0,pVM0(图 2-2-3、图 2-2-4)。

背景黏膜为自身免疫性胃炎、临床分型为 Rindi Ⅰ型。

【延伸阅读】　　NET G1 诊断主要依赖于内镜和病理组织学检查。大部分 NET G1 无症状,常在胃镜检查中发现,偶合并中上腹不适 、消化道出血等。NET G1 内镜特点与临床分型密切相关,Ⅰ型(Rindi 分型)胃黏膜萎缩,Ⅱ型胃黏膜皱襞粗大、水肿、充血、糜烂至溃疡等,Ⅲ型胃黏膜无上述特点。局限性胃 NET 白光内镜下多为白色或黄色黏膜下隆起性病变,有时可见中央凹陷,NBI 下多呈淡茶褐色,NBI-ME 下可见脑回样扩张的白区,内可见青色螺旋状扩张的血管,EUS 下呈黏膜深层或黏膜下均质低回声改变。Ⅰ型和Ⅱ型胃 ECL NET 多为 G1,G2 和 G3 罕见;Ⅲ型

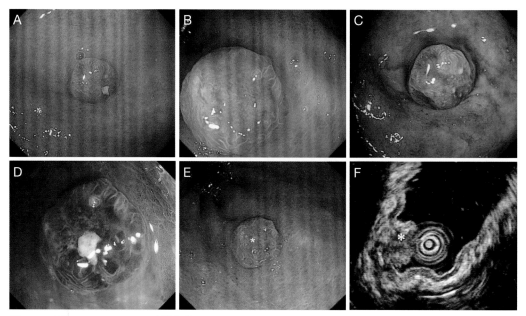

图 2-2-2   白光、NBI、NBI-ME、EUS 内镜表现

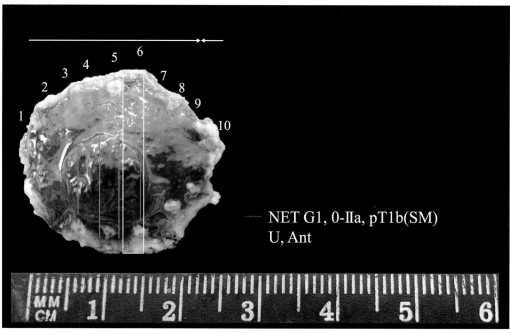

NET G1, 0-IIa, pT1b(SM)
U, Ant

图 2-2-3   ESD 切除标本重建图像

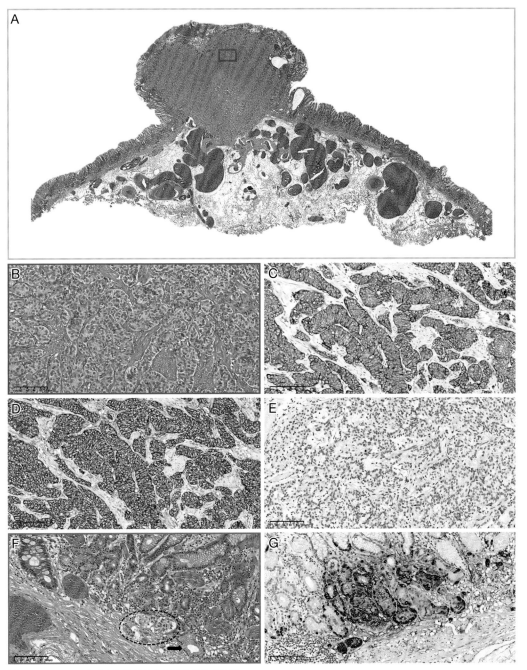

图 2-2-4 NET G1 病理组织学及免疫组织化学染色图像

A. 切片全景视图,肿瘤呈息肉样隆起,累及黏膜及黏膜下层;B. 中倍视野,肿瘤细胞呈片状、巢状排列;
C. 免疫组化 Syn 细胞质弥漫阳性;D. CgA 细胞质弥漫阳性;E. 免疫组化标记 Ki-67 增殖指数的 1%;F. 肿瘤背景黏膜呈慢性萎缩性胃炎表现,未见泌酸腺,可见肠上皮化生及假幽门腺化生(➡),局灶可见神经内分泌细胞增生(⊂⊃);G. 免疫组化 CgA 示背景胃黏膜中神经内分泌细胞呈线性、微结节状增生。

胃 NET 多为 G2,G1 和 G3 较罕见。文献报道 NET G1 中 I 型占 70%~80%,II 型占 5%~6%,III 型占 14%~25%。

NET G1 治疗手段目前主要与分型、肿瘤大小等相关,目前认为直径<1cm、分化良好、无固有肌层或血管浸润的胃 NET,转移扩散风险极低,被认为是早期 NET,首先推荐内镜下切除。如果 NET 最大径为 1~2cm,或 G 分级增加,需进行全腹部增强 CT 或相应部位 MRI、SRI、^{18}F-FDG 显像检查排除转移。另外,如果胃 NET 直径>1cm,建议先行 EUS 评估肿瘤是否浸润固有肌层,EUS 评估无肌层浸润即可行内镜下切除,如有固有肌层浸润或局部淋巴结受累则建议手术切除。

大部分胃 NET G1 预后良好,文献报道肿瘤相关死亡率几乎为 0%。

(徐嵩　程悦)

(2) NET G2

【病史特点】	男,55 岁,发现胃体上部肿物 1 个月。

患者 1 个月前胃镜发现胃体上部大弯一 0-IIa 病灶,直径约 0.8cm。活检病理倾向神经内分泌瘤。临床上,患者无类癌综合征相关表现。无长期服用 PPI 或 H2R 阻滞剂。既往 Hp 根除病史。

【重要辅助检查】　　　　胃增强 CT:无殊。

【内镜检查】　　　　胃体上部大弯可见一发红稍隆起病变(0-IIa),大小约 0.8cm,边界不清晰,表面略凹陷,病变一侧可见活检瘢痕样改变(图 2-2-5A、B,箭头所示)。背景黏膜未见萎缩。充气注气病变略展平。NBI 下病变黏膜未见明显茶色改变(图 2-2-5C,箭头所示),病变区域放大后表面可见腺管扩张,微血管不规则、形状不均一,MCE 增宽,未见 WOS 及 WGA(图 2-2-5D)。靛胭脂喷洒后 DL(+)(图 2-2-5E)。ESD 标本如图 2-2-5F 所示。

【疾病诊断与治疗】　　　　内镜发现一胃体上部大弯隆起型、无溃疡、0-IIa 病变,病理考虑神经内分泌瘤,Rindi III 型,予 ESD 治疗。术后 1 年随访未见复发,临床恢复良好。

【病理诊断】　　　　胃神经内分泌瘤,NET G2。M,Gre,Type 0-IIa,5mm×4mm,NET G2,T1b(SM),pUL0,Ly0,V0,pHM0,pVM0(图 2-2-6、图 2-2-7)。

【延伸阅读】　　　　本例胃 NET G2 无自身免疫性胃炎的背景及其他部位的功能性胃泌素瘤,为散发型,即 III 型。

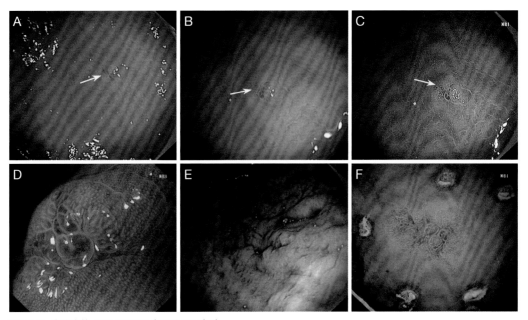

图 2-2-5 白光内镜、NBI、NBI-ME 表现及 ESD 标本

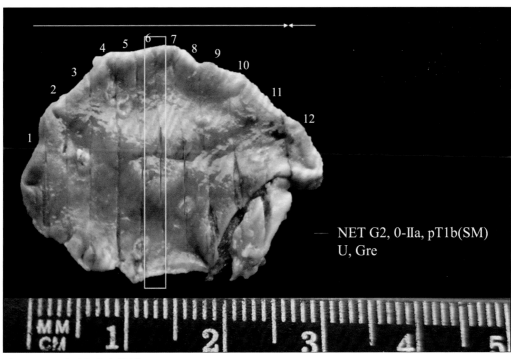

图 2-2-6 ESD 切除标本重建图像

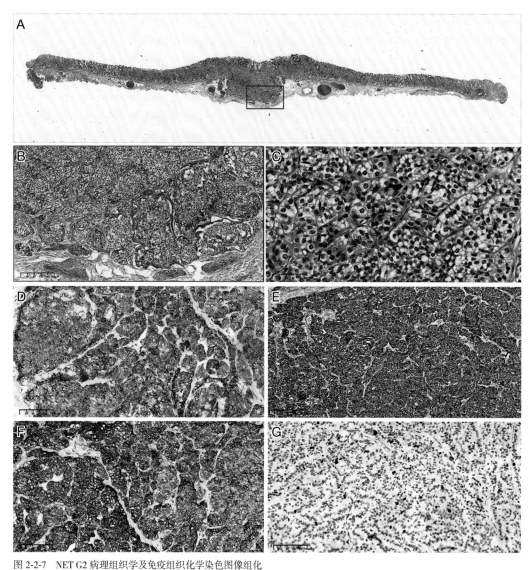

图 2-2-7   NET G2 病理组织学及免疫组织化学染色图像组化

A. 切片全景视图,肿瘤略隆起,累及黏膜及黏膜下层;B. 肿瘤呈腺泡状、缎带样排列,间质富于血窦;
C. 肿瘤细胞核染色质细腻,可见核分裂(➡)(2 个/2mm²);D. Syn 细胞质弥漫阳性;E. CgA 细胞质弥漫
阳性;F. 生长抑素受体(SSTR2)细胞膜弥漫阳性;G. Ki-67 热点区 5% 阳性。

g-NET 内镜下通常表现为光滑球形的黏膜下病变,也可为息肉样病变,呈黄色或红色。病灶中心有时可见凹陷,ME 可见中央凹陷区域胃腺管消失。肿瘤在上皮下扩张生长,因此可见异常扩张的上皮下血管以及具有黑褐色或青色螺旋状毛细血管。EUS 有助于判断 g-NET 浸润深度。CT 或 MRI 可提供局部扩散和远处转移相关信息,以帮助肿瘤分期。生长抑素受体显像通常无法识别小的 g-NET。

病理上 NET 有别于其他肿瘤的特征之一是生长抑素受体(SSTRs)的高表达。SSTRs 包括不同亚型,其中表达最多的亚型为 SSTR2A 和 SSTR5,SSTR2 在 80% 的胃肠胰神经内分泌瘤中表达。SSTRs 表达不仅可以预测治疗反应,也具有预后价值,SSTRs 高表达与 NET 患者较高的生存率相关。

治疗上,小于 1cm 的 NET G2(Ⅰ型及Ⅱ型),内镜下治疗即可完整切除。同时有观点认为:小于 1cm 的Ⅲ型 NET G2 如 Ki-67<5%,能实现内镜下 R0 切除且无转移风险,内镜切除治疗可能已经足够充分。但是一旦合并血管侵犯、固有肌层浸润等高危因素,首选治疗方案为手术及淋巴结清扫。对于晚期 g-NET,全身性药物治疗是改善患者生存的重要手段,包括生长抑素类似物(SSA)、化疗、分子靶向药物等。R0 切除者,建议 1 年一次内镜+病理活检监测,并可根据病情,逐渐延长检查间隔时间。

(陆丽芬 程悦)

(3)NET G3

【病史特点】 男,34 岁,发现胃交界性肿瘤 1 个月。

患者 1 个月前胃镜发现胃体中部大弯 0-Ⅱa 样病变,病理考虑神经内分泌瘤,G3。患者无明显不适主诉、无类癌综合征相关表现。既往过敏性鼻炎伴哮喘病史,无 Hp 感染或根除史,无 PPI 或 H2R 阻滞剂服用史。

【重要辅助检查】 NSE(神经元特异性烯醇化酶)、胃泌素、Pepsinogen Ⅰ、Pepsinogen Ⅱ、Pepsinogen Ⅰ/Ⅱ比值、自身免疫性胃炎相关抗体(胃内因子抗体和胃壁细胞抗体)均正常。活检病理 Hp 和血清 Hp 抗体均阴性。

胃 CT 增强、^{18}F-FDG PET/CT(氟脱氧葡萄糖-正电子体层显像仪)、^{99}mTc-Hynic-TOC SPECT 和 Ga68 PET/CT 均未发现远处转移证据(图 2-2-8)。

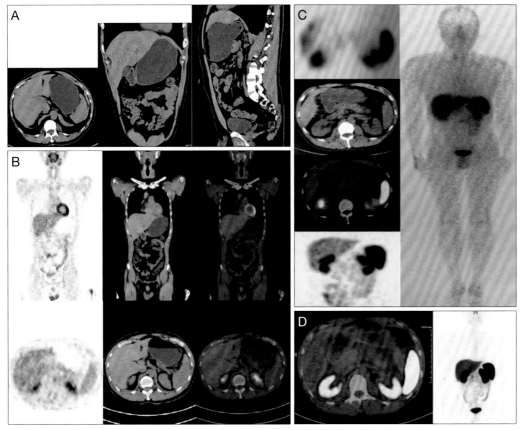

图 2-2-8　胃增强 CT 及 PET/CT 表现

A. 胃增强 CT 未见明显占位性病变;B. ^{18}F-FDG PET/CT 未见肿瘤转移;C. ^{99}mTc-Hynic-TOC SPECT 未见肿瘤转移;D. Ga^{68}PET/CT 未发现远处转移证据。

【内镜检查】　　　　胃体中部大弯见一隆起型病变(0-Ⅱa),稍发黄,大小约 0.5cm,边界清晰(图 2-2-9A、B),表面光滑、无凹陷,病变一侧可见活检瘢痕样改变,未见糜烂;充分注气病变略展平。NBI 下病变黏膜未见明显茶色改变,病变区域弱放大见局部血管稍扩张(图 2-2-9C);NBI-ME 见表面微血管不规则、形状不均一、局部增粗,MCE 增宽(图 2-2-9D、E),未见 WOS 及 WGA。靛胭脂喷洒见 DL(+)(图 2-2-9F)。基于以上表现,考虑病变位于黏膜下层。

【疾病诊断与治疗】　　　　内镜发现一胃体中部大弯隆起型、无溃疡、0-Ⅱa 病变,病理诊断神经内分泌瘤,Rindi Ⅲ型,推荐行外科根治手术。但患者拒绝手术,要求内镜下治疗,予以 ESD 切除。术后 3 个月、术后 12 个月复查胃镜及腹部增强 CT 未见明显异常,患者临床恢复良好。

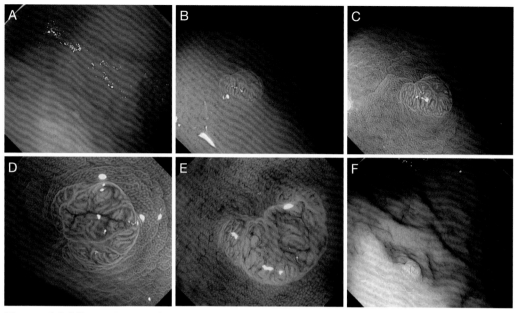

图 2-2-9　白光内镜、NBI 及 NBI-ME 表现

【病理诊断】　　胃神经内分泌瘤 NET G3。M,Gre,Type 0-Ⅱa,4mm×3mm, NET G3,pT1a(M),pUL0,Ly0,V0,pHM0,pVM0(图 2-2-10、图 2-2-11)。

【延伸阅读】　　2019 年第 5 版的消化系统 WHO 分类将核分裂 Ki-67 指数 >20%,且保留高分化形态学特点的 NEN,从上一版本 NEC G3 分类中独立,正式命名为 NET G3。NET G3 可见于 Rindi Ⅰ型和 Ⅲ型 g-NET,Ⅱ型尚未有 G3 的报道,但就发病频率而言,Ⅰ型、Ⅲ 型 g-NET 中均极少数为 G3(Ⅰ型 g-NET 的病理分级多为 G1,Ⅲ 型 g-NET 的病理分级多为 G2)。

由于 NET G3 发现时多为进展期肿瘤,难以与进展期胃腺 癌相鉴别,尚未有足够的内镜特征在术前诊断 NET G3。

治疗上,无论是 NCCN(National Comprehensive Cancer Network, 美国国家综合癌症网络)、ENETS(European Neuroendocrine Tumor Society,欧洲神经内分泌肿瘤学会)、JNETS(Japan NeuroEndocrine Tumor Society,日本神经内分泌肿瘤学会)指南或中国指南,均 指出 NET G3 患者,无论病变大小和 Rindi 分型均首先推荐实 施类似于胃癌的外科根治手术,以切除肿瘤的同时清除淋巴 结。但由于早期 NET G3 临床病例少,不足以得出肯定性意见, 该类患者的临床处理尚无统一的共识意见。2021 版 NCCN 指

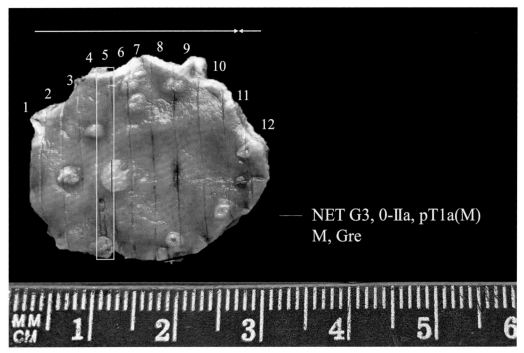

NET G3, 0-IIa, pT1a(M) M, Gre

图 2-2-10　ESD 切除标本重建图像

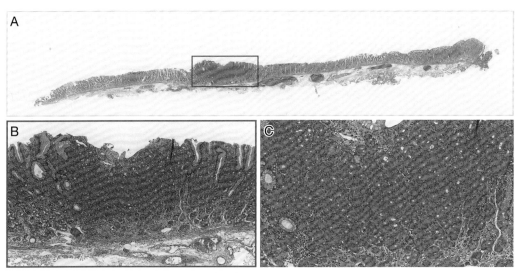

图 2-2-11　NET G3 病理组织学及免疫组织化学染色图像

A. 切片全景视图, 肿瘤隆起, 表面略凹陷; B. 上皮下肿瘤细胞呈腺样排列; C. 肿瘤细胞胞浆丰富, 细胞核圆形、卵圆形。

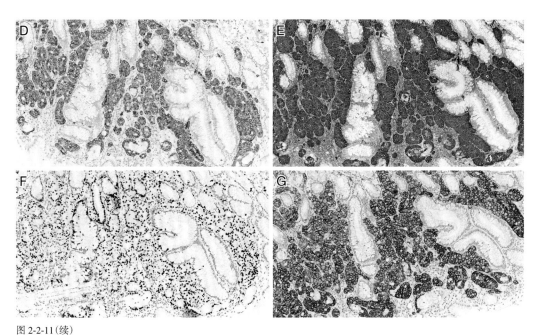

图 2-2-11(续)
D. Syn 细胞质弥漫阳性；E. CgA 细胞质弥漫阳性；F. Ki67 约 70% 阳性；G. SSTR2 细胞膜弥漫阳性。

南首次根据其生物学行为将 NET G3 分为两大类：生物学行为可能较好的 NET G3 和生物学行为可能较差的 NET G3。前者主要表现为 Ki-67 指数<55%、生长速度相对较慢，肿瘤在 $^{68}Ga/^{64}Cu$ 标记生长抑素类似物 PET-CT 上呈阳性摄取；治疗上考虑行原发灶切除及区域淋巴结清扫。而对于生物学行为可能较差的 NET G3，目前几乎没有高质量的临床证据，可考虑行原发灶切除及区域淋巴结清扫，或新辅助化疗后行手术切除。由于整体 NET G3 的预后好于 NEC，对于 NET G3 的治疗方案推荐介于 NET G1/2 和 NEC 之间，而对于早期 NET G3 更可能偏向于 NET G2 的治疗，而非采用 NEC 的治疗方案。药物治疗方面，NET G3 对以铂类为基础的化疗不敏感，可采用生长抑素类似物、靶向药物、核素治疗和替莫唑胺为基础的化疗；而 NEC 对以铂类为基础的化疗灵敏度较高。NET G3 的 5 年生存率为 29%，而 NEC 仅为 16%。

（朱春鹏　程悦）

【特别提示】
　► SMT 样隆起;发红或同色;青色/黑褐色螺旋状扩张的血管;EUS 见黏膜深层或黏膜下均质低回声。
　► 肿瘤呈"器官样"结构,血窦丰富,核染色质呈"胡椒盐样";神经内分泌标记 Syn、CgA、INSM-1 阳性。

02
神经内分泌癌

（1）小细胞型

【病史特点】　　　　　　女,52 岁,呕血 1 天。

患者 1 天前出现呕血数次,量少,伴上腹不适,无腹痛、发热、黑便、便血等症状。既往高血压病史。

【重要辅助检查】　　　　胃底小弯侧见胃壁隆起增厚(图 2-2-12,箭头所示),强化明显,累及胃壁全层,肿瘤大小 2.2cm,贲门右区见 3 枚肿大强化淋巴结,考虑胃癌(T4aN1M0)。

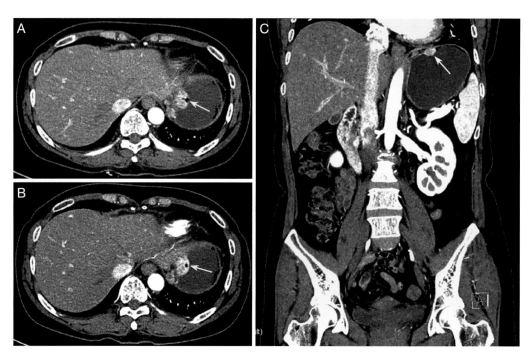

图 2-2-12　胃增强 CT
A、B:增强 CT 动脉期横状面;C:增强 CT 动脉期冠状面。

【内镜检查】　　　　　　胃底可见一隆起型病灶,大小约 2cm,表面黏膜呈结节状、发红,中央可见深凹陷(图 2-1-13A、B),凹陷处见小白苔。NBI 下茶色征阳性(图 2-1-13C),病灶表面腺管结构不规则,窝间距增宽,部分区域腺管结构消失(图 2-1-13D)。

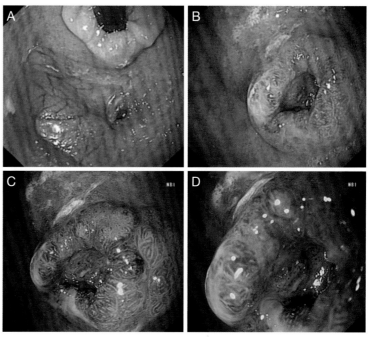

图 2-2-13　白光内镜、NBI 及 NBI-ME 表现

【疾病诊断与治疗】　　　内镜发现一直径约 2cm、伴溃疡病变,病理结果提示胃小细胞神经内分泌癌,CT 提示进展期肿瘤,予腹腔镜下胃肿物根治术(全胃切除术+D2 淋巴结清扫+食管空肠 Roux-en-Y 式吻合)。患者术后行顺铂+依托泊苷化疗 6 次,术后 7 个月复查腹部增强 CT 提示肝转移,后改为顺铂+伊立替康化疗 3 次,术后 10 个月再次复查腹部增强 CT 肝转移灶增大增多,下腔静脉及分支血管癌栓考虑。术后 11 个月患者治疗无效死亡。

【病理诊断】　　　　　　神经内分泌癌小细胞型。U,Less,Type 2,20mm×20mm,SCNEC,pT2(MP),Ly1,V1,pPM0,pDM0,pN1(2/20)(图 2-2-14、图 2-2-15)。

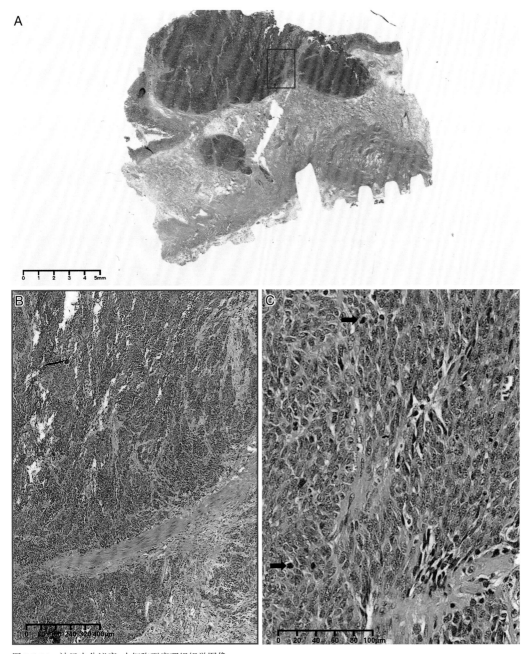

图 2-2-14　神经内分泌癌,小细胞型病理组织学图像

A. 切片全景视图,肿瘤呈浸润性生长,边界清,浸润至固有肌层;B. 低倍镜下肿瘤呈片状及巢状排列;
C. 高倍镜下细胞圆形、卵圆形或短梭形,胞浆少、核质比高,核染色质细腻,核仁不明显,核分裂(➡)大
于 20 个/2mm²。

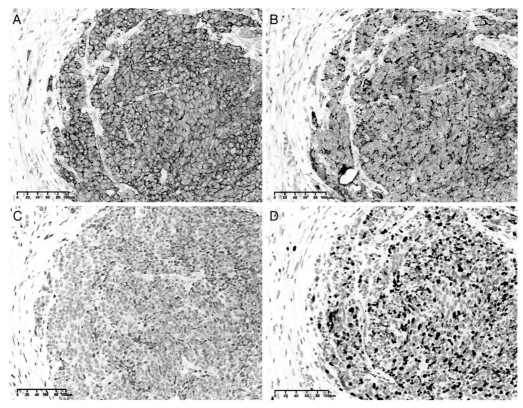

图 2-2-15　神经内分泌癌,小细胞型免疫组织化学染色图像
A. Syn 细胞质弥漫阳;B. CgA 核旁点状阳;C. P53 null;D. Ki-67 热点区约 50% 阳性。

（2）大细胞型

【病史特点】　　男,72 岁,乏力 2 周。

患者诉近 2 周乏力明显,无腹部不适,大便无殊。当地查胃镜提示胃窦部占位,病理考虑中-低分化腺癌。有长期抽烟及饮酒史。

【重要辅助检查】　　胃增强 CT 见胃窦壁增厚(图 2-2-16A,箭头所示),局部伴溃疡,增强扫描强化不均匀(图 2-2-16B,箭头所示),胃窦周围脂肪间隙清晰,提示胃癌可能。

【内镜检查】　　胃窦后壁见一巨大溃疡(图 2-2-17A),大小约 4cm,周边黏膜堤状隆起,NBI-ME 可见局部腺管紊乱、不规则微血管(图 2-2-17B),病灶累及幽门。

【疾病诊断与治疗】　　内镜发现一巨大溃疡,病理提示中-低分化腺癌,诊断进展期胃癌(Borrmann Ⅱ型),予腹腔镜下胃癌根治术(远端胃大部分切除+D2 淋巴结清扫+Roux-en-Y 吻合)+胆囊切除术。术后患者行顺铂+依托泊苷化疗 6 次,术后半年复查全腹增强 CT 未见复发征象。

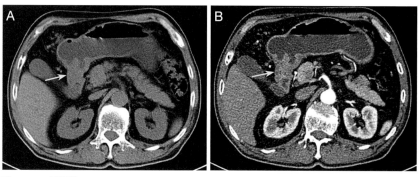

图 2-2-16　胃增强 CT

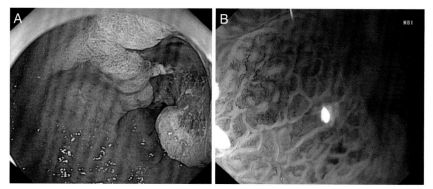

图 2-2-17　白光内镜及 ME+NBI 表现

【病理诊断】　　　　　　神经内分泌癌,大细胞型。L,post,Type3,LCNEC,40mm×34mm,pT3(SS),Ly1,V1,pPM0,pDM0,pN1(2/27)(图 2-2-18、图 2-2-19)。

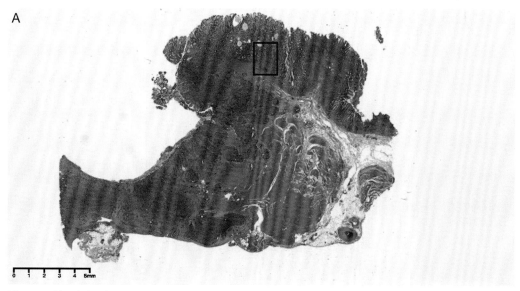

图 2-2-18　神经内分泌癌,大细胞型病理组织学图像

A. 切片全景视图,肿瘤呈溃疡型浸润性生长,浸润至浆膜下。

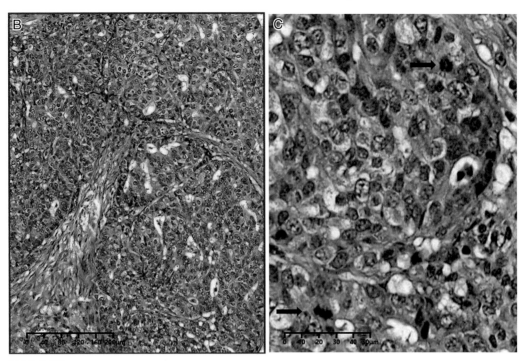

图 2-2-18（续）

B. 低倍镜下呈片状、巢团状、假腺样排列；C. 细胞异型性明显，体积大（多大于 3 个淋巴细胞），胞浆丰富，可见泡状核，核仁明显，核分裂象（➡）多见（大于 20 个/2mm²）。

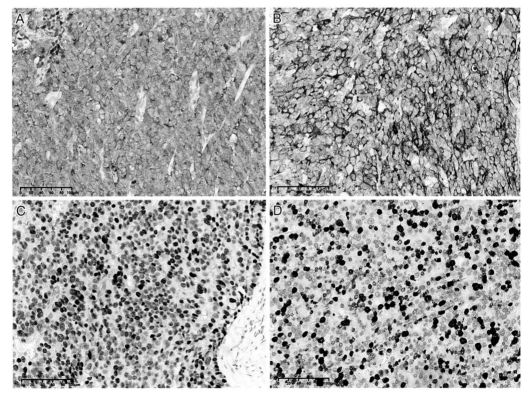

图 2-2-19　神经内分泌癌，大细胞型免疫组织化学染色图像

A. Syn 细胞质弥漫阳性；B. CgA 细胞质弥漫阳性；C. P53 弥漫核阳性；D. Ki-67 热点区约 50% 阳性。

【延伸阅读】 依据组织形态学差异,胃神经内分泌癌(NEC)分为小细胞型(SCNEC)和大细胞型(LCNEC)两个亚型。

NEC 是少见疾病,一般认为 SCNEC 和 LCNEC 两者预后无明显差异,也有个别文献报道 LCNEC 预后较 SCNEC 更差,但 SCNEC 和 LCNEC 总体疾病行为类似,目前多数文献在分析中常将 SCNEC 和 LCNEC 合并统计,故笔者在此将 SCNEC 和 LCNEC 一并呈现。现有数据分析认为 NEC 占所有胃恶性肿瘤的 0.1%~1.0%,男性多于女性,可位于胃的任何部位,一般为单发病变。早期 NEC 多表现较小的浅表型病变如Ⅱc 或Ⅱa+Ⅱc 样病变,但早期发现较为困难。多数 NEC 发现时已经为进展期肿瘤,内镜表现为肿块、溃疡或浸润性病变,CT 可见胃壁增厚或肿块样表现及不同程度强化,与其余胃恶性肿瘤难以区分,最终确诊仍需依靠病理学诊断。无论是在表浅型病变的凹陷内或溃疡型病变的溃疡边缘黏膜均可见表面结构消失和稀疏的不规则血管象,此表现可与 NEC 病理组织学表现相对应,认为是 NEC 内镜下的特征性表现。

NEC 的发病机理尚不清楚,但涉及复杂的遗传因素,研究显示存在细胞周期调控基因的多种染色体异常,例如 *TP53*、*RB1*、*FHIT*、*DCC* 和 *SMAD4*。NEC 与普通胃腺癌相比具有更高的突变率和不同的突变谱,仅有不到 10% 的基因突变同时发生于两种肿瘤类型,绝大多数仅在 NEC 中发生了突变。

NEC 可能会形成较大的蕈伞样肿块,浸润胃壁深层。组织学上 NEC 由分化差的细胞弥漫成片组成,形成不良的小梁状结构。SCNEC 肿瘤细胞较小,染色质呈细颗粒状,核仁不清晰,而 LCNEC 肿瘤细胞体积大,胞浆量中等,伴有明显的核仁;两者免疫组化表型相同,神经内分泌标记物 CgA、Syn 和 INSM1 阳性。NEC 需和 NET G3 鉴别,大部分 NET G3 细胞分化较好,保持 NET 具有的"器官样"结构,可伴有小灶坏死,而 NEC 细胞分化较差(核分裂计数通常 >20 个 $/2mm^2$),常伴有地图样坏死。Ki-67 指数表达更高,且常可伴有 *P53* 的突变表达和/或 *RB1* 缺失。

NEC 疾病进展快,易发生淋巴结及远处转移,治疗以手术及化疗为主,预后不良,中位生存期 7~46 个月不等。

【特别提示】　　　　▶ 单发;SMT 样隆起伴凹陷、溃疡;早期Ⅱc 或Ⅱa+Ⅱc 型,进展期肿块、溃疡或浸润性病变;表面结构消失、不规则血管像。

　　　　　　　　　　▶ 巢片状排列,核分裂多;小细胞型核细颗粒状,核仁不清晰;大细胞型胞浆中等量,核仁明显;神经内分泌标记 Syn、CgA、INSM-1 阳性,Ki-67 增殖指数高。

(张晗芸　程悦)

二、伴淋巴样间质的癌

【病史特点】　　　　男,82 岁,腹痛半个月。

　　　　　　　　　　患者半个月前因大便时突发腹痛,粪便隐血阳性,胃镜发现胃体中部后壁凹陷性病变,活检病理提示低分化癌,倾向腺癌。

　　　　　　　　　　既往冠心病、高血压病史。

【重要辅助检查】　　胃癌增强 CT 示胃体上部小弯侧见一隆起性病灶,Borrmann Ⅲ型、浸润低密度带全层胃体,小弯侧见形态不规则淋巴结,CT 考虑胃癌(T3N1Mx)(图 2-2-20A~C,箭头所示)。

【内镜检查】　　　　胃体中部后壁见凹陷性病灶(图 2-2-21A)、大小约 3.0cm,表面黏膜充血红肿,周围黏膜结节状隆起(图 2-2-21B),NBI 见凹陷处呈茶色改变、边界清(图 2-2-21C、D),病变充气变形差、活检质地硬。

【疾病诊断与治疗】　　内镜发现一直径约 3cm、凹陷性病变,病理诊断低分化癌。考虑进展期胃癌,予以腹腔镜下根治性胃癌根治术。术后病理诊断伴淋巴样间质的癌(髓样癌)、pT2N0Mx。随访 1 年余未见复发。

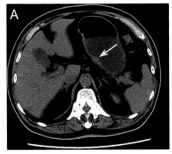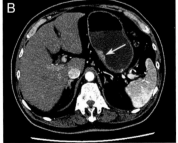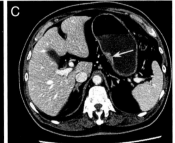

图 2-2-20　胃增强 CT
A. CT 平扫;B. CT 动脉期;C. CT 静脉期。

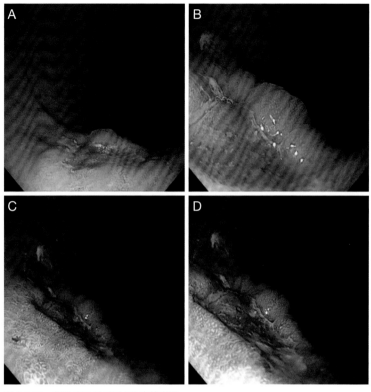

图 2-2-21　白光、NBI 及 NBI-ME 内镜表现

【病理诊断】　　　　　　伴淋巴样间质的胃癌。M,Less,Type 3,25mm×15mm,
adenocarcinoma with lymphoid stroma,pT2（MP）,Ly0,V0,pPM0,
pDM0,pN0（图 2-2-22）。

【延伸阅读】　　　　　　伴淋巴样间质的胃癌（gastric carcinoma with lymphoid stroma,
GCLS）,称胃淋巴上皮瘤样癌（gastric lymphoepithelioma-like
carcinoma,LELC）或髓样癌,是胃癌一种罕见的组织学亚型,于
1976 年由 Watanabe 等人首次描述,其特征为腺管结构不明显
的癌伴致密的淋巴细胞浸润。GCLS 占胃恶性肿瘤的 1%~4%,
在早期胃癌中的比率为 0.6%~8%。GCLS 多发生于男性。
GCLS 由 EBV 阳性和微卫星不稳定性（MSI）两个亚群组成,高
达 80%GCLS 与 EB 病毒感染相关,约 7%~39%GCLS 为 MSI-H,
EBV 阳性和 MSI-H 是相互排斥的、但均为高免疫应答。EBV
相关 GCLS 主要发生在胃体部,而 MSI-H 相关 GCLS 在胃窦中
更常见,其余两者临床病理参数无明显差异。此外,GCLS 较
非 GCLS 病例 PD-L1 表达频率更高（33% VS 13%）,表明 PD-1/
PD-L1 通路是 GCLS 中的关键分子机制,可用于靶向免疫治疗。

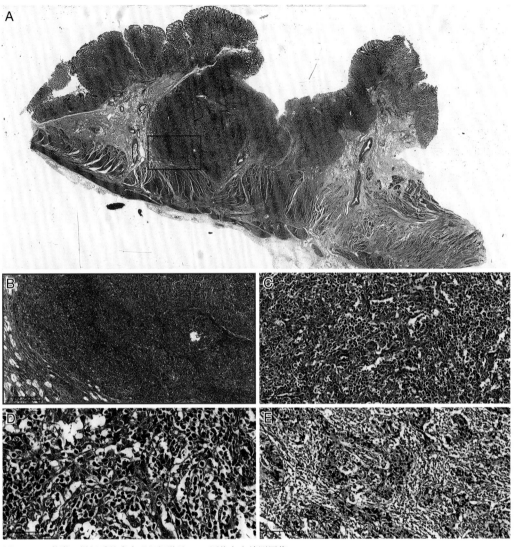

图 2-2-22　伴淋巴样间质的癌病理组织学及 EBV 原位杂交检测图像

A. 切片全景视图,肿瘤呈溃疡局限型浸润性生长方式,浸润至固有肌层;B. 低倍视野,肿瘤实性、片状生长,呈推挤式浸润性生长;C. 中倍视野,肿瘤呈特征性的吻合状或分支状的腺样排列,间质纤维组织少,富于淋巴细胞;D. 高倍视野,肿瘤细胞中等大小、多角形或卵圆形,细胞界线不清,胞质嗜双色性或碱性,间质见淋巴细胞和浆细胞浸润;E. 示 EBER 原位杂交检测阳性。

　　GCLS 内镜下多为溃疡性肿瘤、边缘轮廓清晰,边界明显,淋巴血管浸润率低,黏膜下层浸润率高,肿瘤细胞分化不良。早期 GCLS 黏膜下浸润 >2 000μm 时,淋巴结转移风险增加。GCLS 也可表现为 SMT 样病灶,EUS 显示为低回声黏膜下肿物,部分易误诊为异位胰腺。

　　GCLS 组织学表现为不规则片状、梁状或腺体结构不良的管状结构,细胞呈合体状或多角形,泡状核,间质淋巴细胞丰富,偶有淋巴样滤泡形成,缺乏纤维增生。由于肿瘤腺体的连接和融合,GCLS可表现为"蕾丝花边图案(lace pattern)"。GCLS由于间质淋巴细胞浸润,很难从活检标本中辨别,通常于术后病理明确诊断。GCLS预后较其他胃腺癌好,5年生存率分别为84%和58%。EBV阳性GCLS更常见于年轻患者,内镜下表现多为早期胃癌,其10年疾病特异性生存率高于EBV阴性者,EBV阴性GCLS临床病理特征和生存时间则与常规腺癌患者相似。

【特别提示】　▶ 溃疡型,边界清;或SMT样低回声肿物。

　　▶ 推挤性浸润生长;呈不规则片状、梁状;间质淋巴细胞丰富;多为EBV阳性或MSI。

(张韵竹　程悦)

三、伴肠母细胞分化的腺癌

【病史特点】　　男,50岁,发现胃黏膜不规则1个月。

　　患者1个月前体检钡餐提示胃黏膜不规则,胃镜发现0-Ⅱc病变,活检病理诊断高分化腺癌;患者无不适症状。

　　否认家族癌症史,否认个人重大疾病史。

【重要辅助检查】　　抗Hp(阳性);胃癌增强CT未见明显异常。

【内镜检查】　　胃窦小弯近后壁见一稍凹陷发红病变,大小约1.0cm,表面局部糜烂、覆少量白苔,未见溃疡(图2-2-23A);靛胭脂喷洒示边界清稍凹陷、周边隆起型病变(图2-2-23B)。NBI下见茶色征(图2-2-23C)。NBI-ME示扩张屈曲的不规则微血管(图2-2-23D、E),MCE增宽(图2-2-23F)。病灶内未见WOS或WGA。

【疾病诊断与治疗】　　内镜发现一直径约1cm、无溃疡、0-Ⅱc病变,病理诊断高分化腺癌。考虑浸润深度为黏膜层的分化型早期胃癌,予以ESD治疗(图2-2-24),病理诊断腺癌伴肠母细胞分化、SM2(700μm),后追加胃癌根治手术(远端胃切除术),术后病理未见胃癌残余及淋巴结转移。

【病理诊断】　　伴肠母细胞分化的腺癌。L,Less,Type 0-Ⅱc,30mm×16mm,adenocarcinoma with enteroblastic differentiation>tub1>por1,pT1b(SM2,700μm),pUL0,Ly0,V0,pVM0,pHM0(图2-2-25,图2-2-26)。

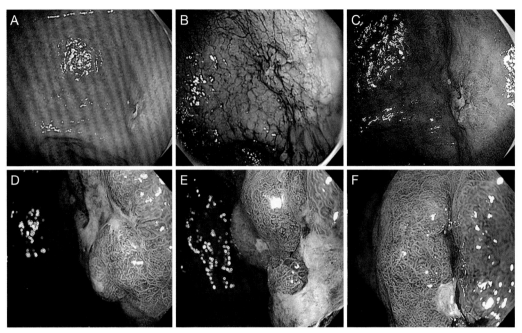

图 2-2-23 白光、NBI 及 NBI-ME 内镜表现

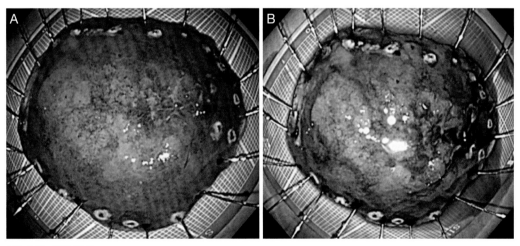

图 2-2-24 ESD 标本
A. 白光内镜照片;B. 靛胭脂喷洒染色内镜照片。

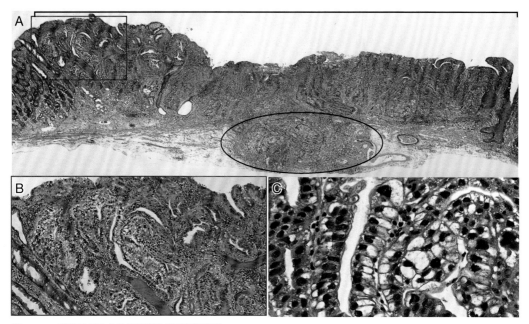

图 2-2-25   伴肠母细胞分化的腺癌病理组织学图像

A. 低倍视野（2×），伴肠母细胞分化的腺癌（⊓）浸润至黏膜下层（○），脉管侵犯阴性；B. 中倍视野（10×）；C. 高倍视野（40×），肿瘤细胞形态上类似于早期胎儿消化道细胞，细胞呈柱状，形态单一，胞浆透明，富于糖原，细胞呈高级别异型。

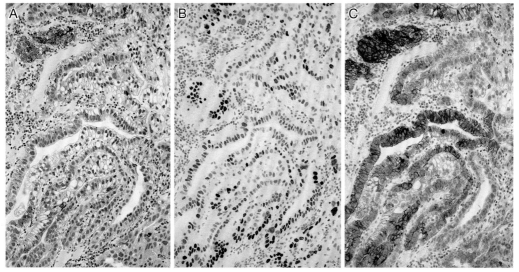

图 2-2-26   伴肠母细胞分化的腺癌免疫组织化学染色图像

A. AFP 示局部区域腺癌细胞浆阳性；B. SALL-4 示腺癌细胞核阳性；C. GPC-3 示腺癌细胞浆阳性。

【延伸阅读】　　　　　伴肠母细胞分化的胃腺癌（gastric adenocarcinoma with enteroblastic differentiation，GAED）是一类具有原始肠上皮形态和分化表型的腺癌，可见腺管或乳头样结构，细胞呈柱状，核位于腔缘，胞浆透明，形态上类似于早期胎儿消化道细胞。在 1991 年由 Matsunou 等将其正式命名。GAED 至少表达一种胚胎分化的标志物 AFP（甲胎蛋白）、GPC3 或 SALL4，其中 GPC3 的敏感性约 83%，SALL4 敏感性 72%~80.4%，AFP 敏感性 31.3%~45%；同时具有肠上皮分化的表型（CDX2 和 CD10）。GAED 常伴有 *TP53* 突变（80%）和 *ERBB2* 扩增（40%）。

GAED 占所有胃癌的 2.2%~3.4%，发病年龄、性别比、好发部位及临床症状较其他胃腺癌不具特异性，但 GAED 多数伴有抗 Hp 抗体阳性。部分 GAED 患者会出现血清 AFP 升高，占所有伴血清 AFP 升高的胃癌的 44%，暂无证据提示 AFP 与 GAED 的生物学行为及预后相关。

GAED 病灶多为凹陷型，Borrmann Ⅱ/Ⅲ型为主，病变多呈红色，NBI-ME 常见 LBC（82%）（LBC，light blue crest，亮蓝嵴）和 WOS（73%）。由于病灶黏膜浅层常被管状腺癌覆盖，未见伴有肠母细胞分化成分暴露于浅层，因此内镜活检常无法确诊。

与其他腺癌相比，GAED 黏膜下浸润、血管浸润阳性率高，淋巴结转移和肝脏转移风险明显增高。手术联合化疗是 GAED 主要治疗手段；早期病变由于黏膜下浸润、淋巴血管侵犯风险显著增高，应谨慎选择 ESD 治疗。GAED 整体预后差，3 年总体生存率 58.4%，中位生存期 18.5 个月。

【特别提示】　　▶ 红色、Borrmann Ⅱ/Ⅲ型病灶；表面覆盖管状腺癌。
　　　　　　　　▶ 腺管或乳头样结构；细胞呈柱状，核位于腔缘，胞浆透明，类似早期胎儿消化道细胞；至少表达一种胚胎分化的标志物（AFP、GPC3 或 SALL4）。

（平泽俊明　河内洋　竹内贤吾　李余轶）

四、肝样腺癌

【病史特点】　　　　　男，74 岁，发现胃占位 10 天余。

患者 10 余天前胃镜发现胃窦小弯近胃角 0-Ⅱa+Ⅱc 样病变，病理诊断高级别上皮内瘤变。患者无不适症状。

既往高血压、高血脂病史,饮酒史 50 年。

【重要辅助检查】　　　　AFP:1.9ng/mL。

胃癌增强 CT:胃窦部壁略微增厚。

【内镜检查】　　　　　　胃窦小弯近胃角见一稍隆起中央凹陷发红病灶(0-
IIa+IIc),大小约 1.0cm,形态不规则,边界清楚(图 2-2-27A),覆
少量白苔;NBI 下见茶色征(图 2-2-27B)。NBI-ME 可见 DL(+),
腺管结构紊乱,微血管形态不规则(图 2-2-27C);靛胭脂喷洒显
示为边界清、稍隆起伴中央凹陷性病变(图 2-2-27D)。

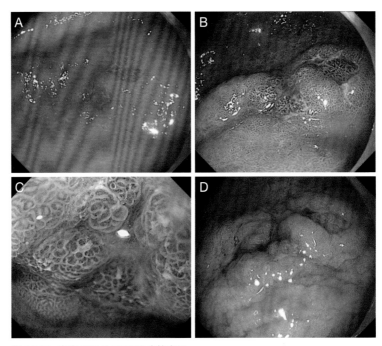

图 2-2-27　白光、NBI 及 NBI-ME 内镜表现

【疾病诊断与治疗】　　　内镜发现一直径约 1cm、无溃疡、0-IIa+IIc 病变,病理诊断
高级别上皮内瘤变。考虑浸润深度为黏膜层的分化型早期胃
癌,予以 ESD 治疗。

【病理诊断】　　　　　　肝样腺癌,伴少量中分化腺癌。L,Less,Type 0-IIa+IIc,
12mm×12mm,hepatoid adnocarcinoma>tub2,pT1a(M),pUL0,
Ly0,V0,pHM0,pVM0(图 2-2-28)。背景黏膜呈慢性中度萎缩
性胃炎,伴中度肠上皮化生,Hp(阴性)。

【延伸阅读】　　　　　　胃肝样腺癌(hepatoid adenocarcinoma of stomach,HAS)是
一种原发于胃黏膜的具有肝细胞样分化特征的少见胃癌亚型,
恶性度高、侵袭力强、易发生肝转移,预后明显差于普通型胃

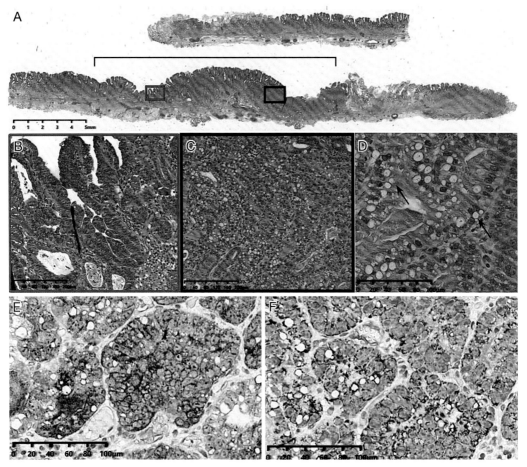

图 2-2-28 肝样腺癌病理组织学及免疫组织化学染色图像

A. 低倍视野,肿瘤区域如图所示(⌐¬);B. 中倍视野,普通型腺癌区域;C. 中倍视野,肝样腺癌区域;D. 高倍视野,肝样腺癌区域肿瘤细胞浆嗜酸,细胞核圆形,可见核旁空泡(↗);E. GPC3 标记,肝样腺癌区域肿瘤细胞浆弥漫阳性;F. HepPar-1 标记,肝样腺癌区域肿瘤细胞浆弥漫阳性。

癌。最早由 J Bourreille 于 1970 年作为一种产 AFP 的胃癌被报道。HAS 发生率低,估计 HAS 的年发病率为 0.58-0.83 例/百万人,约占同期胃癌的 0.17%~15%。发生原因可能是各种因素导致在胃组织分化过程中,一些胃癌细胞向胚胎早期的肝细胞方向分化,进而形成胃肝样腺癌。

　　HAS 临床症状无明显特异性。肿瘤主要位于胃窦部,占 61.9%,其次为胃体部,胃底和贲门部较少见。早期 HAS 多表现为浅凹陷形态。初诊以进展期多见,进展期 HAS 大体形态主要以浸润溃疡型(Borrmann Ⅲ型)为主。目前内镜下 HAS 无特异性表现,与普通型胃腺癌难以区分。

　　组织学上 HAS 有明显的肝细胞肝癌样分化区,即表现为典型的肝细胞肝癌样,癌细胞呈卵圆形或多边形,胞浆丰富嗜酸性或透明,核大而不规则;分化好的肝样区呈梁索状排列,与高分化肝细胞肝癌难以区分,分化差的肝样腺癌癌细胞异型性明显,可见双核、巨核和奇异核,类似于分化差的肝细胞肝癌,血管侵犯易见。免疫组化 AFP、HepPar-1、SALL4、GPC3 在肝细胞肝癌样分化区表达呈阳性,CEA、α1-AAT、α1-ACT 也可以呈阳性。大部分 HAS 的患者血清 AFP 升高,AFP 血清水平有利于 HAS 的早期发现。高 AFP 表达的 HAS 的预后更差。凡出现肝细胞肝癌样分化的胃癌,不论其是否产生 AFP,均可诊断 HAS,即细胞产生 AFP 并非为诊断 HAS 的必备条件。有时病灶中除肝样分化区外,尚有胚胎肠型等多种形态共存。诊断 HAS 时还需注意与转移性肝细胞肝癌、胚胎性或生殖细胞癌相鉴别。由于肝样分化面积占比小而且通常位于较深的部位,术前活检常难以发现 HAS 区域,诊断困难。

HAS 易发生淋巴结及肝脏转移,预后差。HAS 的治疗方案与其他胃腺癌类似,采取以手术切除为主、全身化疗和局部介入治疗为辅的综合治疗方案。

【特别提示】
▶ 胃中下部,早期呈浅凹陷型;进展期为 Borrmann Ⅲ型。
▶ 肝细胞肝癌样分化特征,癌细胞呈卵圆形或多边形,胞浆丰富嗜酸性或透明;表达 AFP、HepPar-1、SALL4 或 GPC3。

(钟丹丹 段容)

五、泌酸腺肿瘤/胃底腺型腺癌

泌酸腺分化的胃肿瘤最早由日本学者 Tsukamoto 等报道,后由 Ueyama 等学者作为一种新的胃腺癌实体类型提出,并提议命名为"胃底腺型腺癌"。大多数这种类型的肿瘤局限于黏膜或黏膜下浅层,生长缓慢,临床过程趋于良性。2019 年 WHO 第五版消化道病理分类将位于黏膜层的胃底腺肿瘤命名为泌酸腺腺瘤(oxyntic gland adenoma,OGA),浸润至黏膜下时定义为胃底腺型腺癌(gastric adenocarcinoma of fundic gland type,GAFG)。上述两者与更具生物学侵袭性的胃底腺黏膜型腺癌(gastric adenocarcinoma of fundic-gland mucosa type,GAFGM)共同构成胃底腺黏膜谱系的上皮性肿瘤(gastric epithelial neoplasm of fundic-gland mucosa lineage,GEN-FGML)。

01

泌酸腺腺瘤

【病史特点】　　　　女,62岁,发现胃占位性病变半个月余。

患者半个月余前胃镜发现胃占位性病变,病理为部分腺体呈高级别上皮内瘤变。患者无不适症状。既往胆囊切除术后、子宫肌瘤切除术后,青霉素过敏史,余无殊。

【重要辅助检查】　　　暂无。

【内镜检查】　　　　胃体上部大弯见一稍隆起发红病变(0-IIa),大小约0.6cm(图2-2-29A),与周围边界不清(图2-2-29B),中间见线性凹陷(活检瘢痕改变,图2-2-29C),病变局部腺体不规则,NBI下见茶色征(图2-2-29D),ME-NBI示表面腺管扩张,结构欠规则(图2-2-29E、F)。靛胭脂喷洒示边界欠清(图2-2-29G)。

【疾病诊断与治疗】　　内镜发现一直径约0.6cm、无溃疡、0-IIa病变,活检病理诊断为高级别上皮内瘤变。考虑浸润深度为黏膜层、无溃疡的分

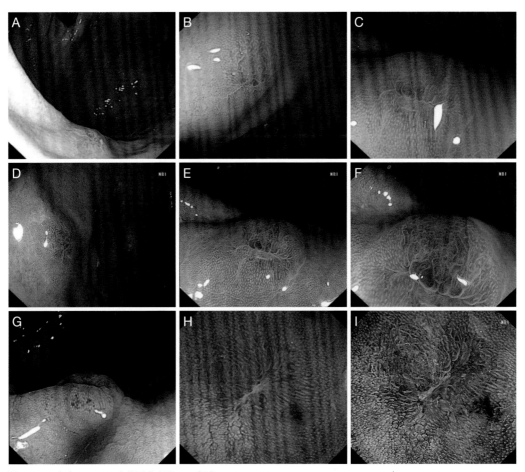

图2-2-29　白光、ME+NBI内镜下表现及ESD标本

化型肿瘤性病变,予以 ESD 治疗(图 2-2-29H、I)。术后 3 年随访未见复发,临床恢复良好。

【病理诊断】　　泌酸腺腺瘤。M,Gre,28mm×20mm,Type 0-Ⅱa,5mm×4mm,oxyntic gland adenoma,pT1a(M),pUL0,Ly0,V0,pHM0,pVM0(图 2-2-30~图 2-2-32)。背景胃底腺黏膜未见明显病变,Hp(阴性)。

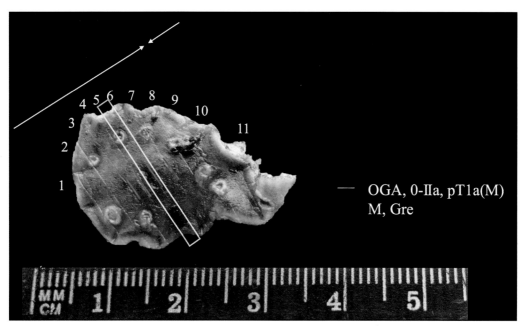

图 2-2-30　ESD 切除标本重建图像

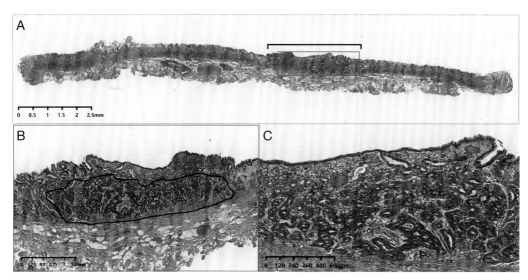

图 2-2-31　泌酸腺腺瘤病理组织学图像

A. 切片全景,肿瘤区域如(━)所示;B. 低倍视野,肿瘤(黑色曲线内)结构异型明显,腺体不规则分支、融合,位于黏膜的深层,局限于黏膜内,表面被覆正常小凹上皮;C. 高倍视野,肿瘤细胞以嗜碱性细胞为主,细胞异型性小。

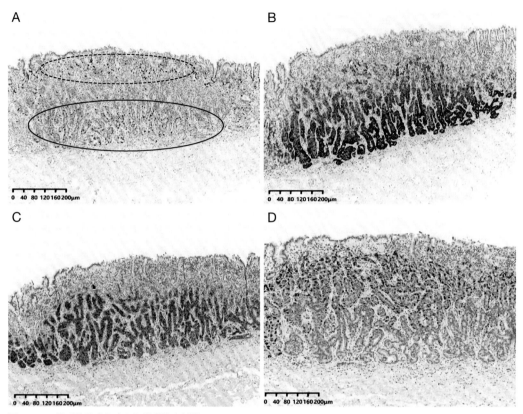

图 2-2-32　泌酸腺腺瘤免疫组织化学染色图像

A. 免疫组化提示肿瘤区域 Ki-67 低表达,分布不规则(◯),与表面非肿瘤区域保留的增殖带形成对比
(⊂⊃);B. 肿瘤细胞 MUC6 阳性;C. 肿瘤细胞 Pepsinogen Ⅰ阳性,提示主细胞分化;D. 病变上半部分存在少
量表达 H^+-K^+-ATPase 的壁细胞。

【延伸阅读】　　　　　泌酸腺腺瘤(oxyntic gland adenoma,OGA)是指局限于黏膜
内,向胃底腺/泌酸腺(主细胞、壁细胞)方向分化的上皮性肿瘤。

WHO 将 OGA 归于胃良性上皮性肿瘤,其被认为是胃底腺
型腺癌的黏膜内期,两者均由密集增生的、主细胞分化为主的
胃底腺细胞组成,并有程度不等的壁细胞混杂,一般这些肿瘤
性腺体较周围正常的腺体大,呈不规则分支状或腺体融合,细
胞以主细胞为主,异型性不明显或轻微。肿瘤表面被覆正常胃
小凹上皮,偶有肿瘤成分显露。周围黏膜无萎缩性改变。免疫
组化表达 Pepsinogen Ⅰ和 MUC6,MUC5AC、MUC2 不表达,Syn
可轻-中等强度表达,CgA 阴性,Ki-67 增殖指数低。50% 病例有
Wnt/β-catenin 信号通路的改变,19%~33% 的病例有 *GNAS* 突变,
但无 *TP53* 突变。

OGA多见于60~70岁人群,与Hp感染、胃炎、黏膜改变(萎缩、肠上皮化生等)无关,可能与抑酸剂的使用有关。临床上无特异性表现,一般为内镜检查偶然发现。

内镜下表现为息肉样隆起、黏膜下肿物、扁平状病灶,好发于胃中上1/3(约80%),大多数发生于无Hp感染的泌酸性胃黏膜,背景黏膜无萎缩改变,表面血管扩张呈分支状,局部腺体增生扩张、不规则交织,即线状吻合索。

由于OGA起源于黏膜深部,需要与神经内分泌肿瘤、胃底腺息肉、GAFG及GAFGM鉴别。神经内分泌肿瘤内镜下常表现为黄色调、表面血管少见、质地较硬,呈巢状生长,而OGA往往呈褪色调或白色调、质地较柔软、表面血管分支丰富;胃底腺息肉表面和周围非萎缩黏膜可见规则排列小静脉,及与周围黏膜一致的白色点状隐窝开口,排列规则,不同于OGA表面腺管分支状分布及吻合索;GAFG及GAFGM异型性更高,表面线状吻合索较OGA更显著,可出现促纤维结缔组织反应并突破黏膜肌层。

治疗以ESD/EMR切除为主,未发现淋巴管及血管相关浸润,亦无复发报道,临床预后好。

【特别提示】　▶ 胃中上部;平坦/凹陷为主;发红;表面血管扩张、分支丰富,线状吻合索。

▶ 局限于黏膜内,位于黏膜深层,表面被覆正常胃小凹上皮;腺体不规则,分支、融合,由密集增生的、主细胞分化为主的细胞组成;表达MUC6和Pepsinogen I。

(王瑜琪　王冰洁)

02

胃底腺型腺癌

【病史特点】　　　　男,56岁,发现胃病灶1个月。

患者1个月前胃镜发现胃体上部大弯Ⅱa病灶,活检病理诊断高-中分化腺癌,浸润黏膜肌。

【重要辅助检查】　　胃癌增强CT:胃癌(T0-1N0Mx)。

【内镜检查】　　　　胃体上部大弯见一稍隆起发红病变(0-Ⅱa),大小约1.0cm,表面黏膜粗糙不规则、局部血管扩张(图2-2-33A、B)。NBI下见茶色征(图 2-2-33C),NBI-ME 示边界欠清、表面隐窝开口增大、窝间距增宽(图 2-2-33D)。靛胭脂喷洒示边界欠清、稍隆起病变(图 2-2-33E)。EUS 示病变呈中等回声,累及黏膜下层,固有肌层尚完整,横截面范围约 12.9mm(图 2-2-33F)。背景黏膜无萎缩、无 Hp 感染征象(图 2-2-33A)。

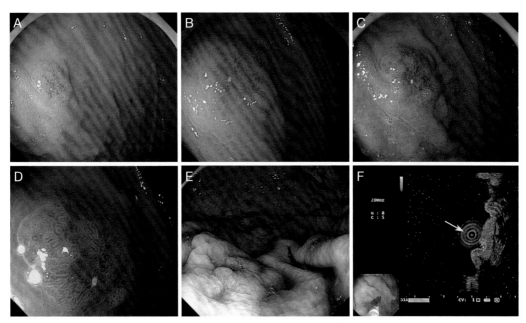

图 2-2-33　白光、NBI、NBI-ME 及 EUS 表现

【疾病诊断与治疗】　　　内镜发现一直径约 1cm、无溃疡、0-Ⅱa 病变,病理诊断高-中分化腺癌。考虑分化型早期胃癌,予以 ESD 治疗。临床恢复良好。

【病理诊断】　　　胃底腺型腺癌。M,Gre,32mm×30mm,Type 0-Ⅱa,9mm×9mm,adenocarcinoma of fundic gland type,pT1b(SM1,140μm),pUL0,Ly0,V0,pVM0,pHM0(图 2-2-34~图 2-2-36)。

【延伸阅读】　　　胃底腺型腺癌(gastric adenocarcinoma of fundic gland type,GAFG)是指具有胃底腺分化、累及黏膜下层的低异型度分化型腺癌。

GAFG 组织学及免疫组化特征同 OGA,唯一差别在于其突破黏膜肌层,浸润至黏膜下层。肿瘤平均直径 8.4mm(范围 1.5~43mm),脉管侵犯及淋巴结转移罕见,预后好。

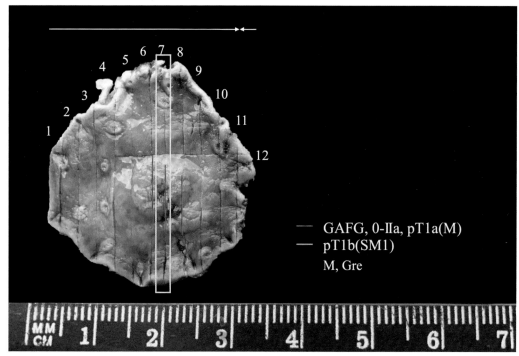

图 2-2-34　ESD 切除标本重建图像

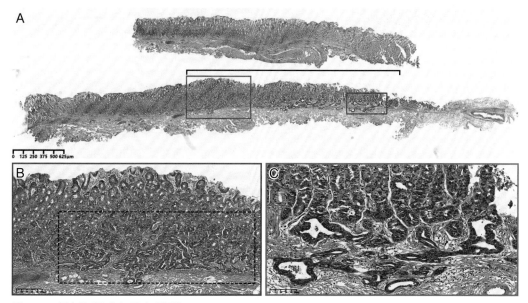

图 2-2-35　胃底腺型腺癌病理组织学图像

A. 切片全景图,(▭)为肿瘤区域;B. 中倍视野,肿瘤(▭)界线清楚,位于黏膜中下部,腺体排列不规则,相互融合,浸润前缘局部侵犯黏膜下层;C. 高倍视野,组织异型性大,腺体形态不规则,分支、融合,细胞异型性较小,细胞质嗜碱性。

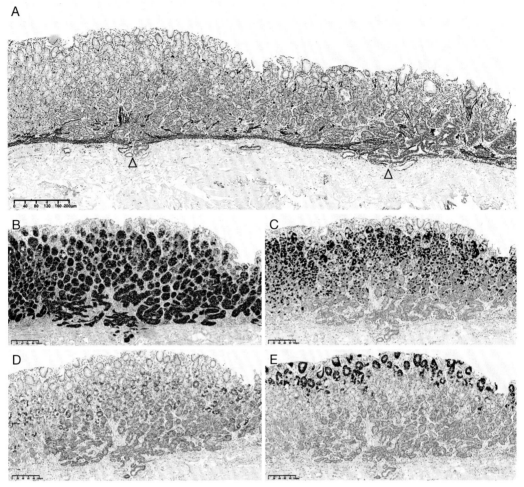

图 2-2-36　胃底腺型腺癌免疫组织化学染色图像

A. 免疫组化 Desmin 示黏膜肌不完整,肿瘤局部浸润至黏膜下层(△);B. Pepsinogen-Ⅰ肿瘤细胞胞质阳性,示主细胞分化;C. 壁细胞标记 H⁺/K⁺-ATPase 少量阳性;D. MUC6 肿瘤细胞弱阳性;E. MUC5AC 肿瘤细胞阴性,正常小凹上皮阳性。

GAFG 好发于高龄者,其内镜特点:①多位于胃体上部;②背景黏膜无萎缩无 Hp 感染征象;③多为Ⅱa 型,可呈 SMT 样形态,也有Ⅱc 或Ⅱb 型;④表面呈褪色调;⑤因表面集合静脉扩张表现为树枝状血管。NBI-ME 特点有:没有清晰的边界、隐窝开口增大、窝间距增宽、缺乏异型血管。

GA-FG 发生转移的风险小,推荐内镜下治疗。

【特别提示】　▶ 胃体上部,无 Hp 感染和萎缩背景;SMT 样;褪色调;无清晰 DL,扩张的树枝状血管,IMVP(−),MCE 增宽,IP 增宽。

　　　　　　　▶ 累及黏膜下层及以深,表面被覆正常胃小凹上皮;腺体不规则,分支、融合,由密集增生的、主细胞分化为主的细胞组成;表达 MUC6 和 Pepsinogen I。

（钟丹丹　姜珊珊　王冰洁）

03

胃底腺黏膜型腺癌

【病史特点】　　　　　男,57 岁,发现胃肿物 1 个月。

　　　　　　　　　　患者 1 个月前胃镜发现胃体下部大弯扁平样隆起,活检病理提示异型增生。患者无不适症状。近 1 年 4 次血清 CEA 波动在 8.1~10.4ng/mL,既往无 Hp 感染或根除史。

【重要辅助检查】　　暂无。

【内镜检查】　　　　胃体下部大弯见一稍隆起发红病变(0-Ⅱa),大小约 1.5cm(图 2-2-37A,箭头所示;图 2-2-37B,虚线所示;图 2-2-37C);NBI 下未见茶色征,NBI-ME 见表面腺管不规则扩张,局部见乳头状结构,表面微血管密度增高,未见 WOS 及 WGA(图 2-2-37D);靛胭脂喷洒示 DL(+)(图 2-2-37E);背景黏膜无萎缩、Hp(阴性)。

【疾病诊断与治疗】　　内镜发现一直径约 1.5cm、无溃疡、0-Ⅱa 病变,考虑浸润深度为黏膜层的早期胃癌,予以 ESD 治疗(图 2-2-37F)。术后 1 年随访患者恢复良好,无不适主诉。

【病理诊断】　　　　胃底腺黏膜型腺癌。L,Ant,25mm×20mm,Type 0-Ⅱa+Ⅱc,15mm×10mm,adenocarcinoma of fundic gland mucosal type,pT1b(SM2,800μm),pUL0,Ly0,V0,pHM0,pVM0(图 2-2-38、图 2-2-39)。

【延伸阅读】　　　　胃底腺黏膜型腺癌(gastric adenocarcinoma of fundic gland mucosal type,GAFGM)是由日本学者 Ushiku 等于 2020 年提出的一种更具侵袭性的泌酸腺肿瘤亚型,与前述的泌酸腺腺瘤和胃底腺型腺癌同属胃底腺黏膜上皮肿瘤谱系。相较于胃底腺型腺癌,其特点在于细胞异型更高,且表现出向胃小凹上皮分化的特点,表达 MUC5AC。

　　　　　　　　　　相对 GAFG 而言,GAFGM 多呈凹陷性,肿瘤直径更大,浸润深度更深,更容易发生脉管浸润,常规内镜特征如下:①病灶

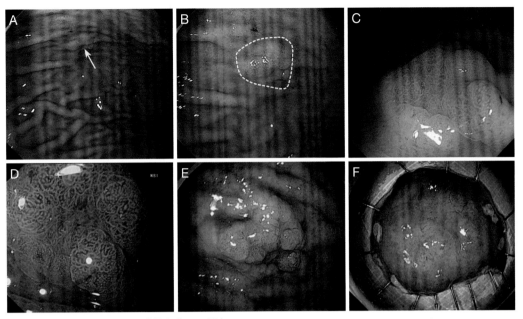

图 2-2-37　白光、NBI 及 NBI-ME 内镜表现、ESD 标本

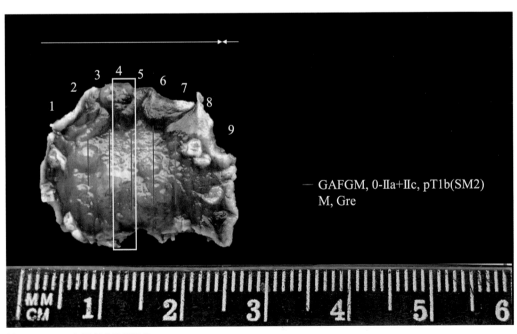

图 2-2-38　ESD 切除标本重建图像

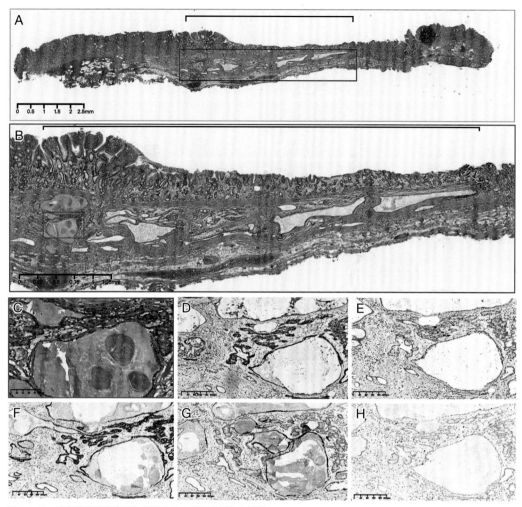

图 2-2-39　胃底腺型腺癌病理组织学及免疫组织化学染色图像

A. 切片全景图,肿瘤范围如┌┐所示;B. 中低倍视野,腺体结构异型明显,可见腺体扭曲、成角、融合,大小不规则,部分囊性扩张;肿瘤浸润至黏膜下层,浸润处未见明显的促结缔组织反应;C. 高倍视野,肿瘤细胞异型性较前述胃底腺型腺癌大,核质比稍高;D. pepsinogen-Ⅰ阳性;E. H⁺/K⁺-ATPase 少量阳性;F. 肿瘤细胞表达 MUC6;G. 部分细胞同时表达 MUC5AC;H. Ki-67 阳性细胞散在分布,不同于周边正常黏膜增殖带的阳性模式。

颜色与周围黏膜颜色相近或苍白;②上皮下肿瘤样隆起病变;③扩张的微血管;④靛胭脂染色后可见界线分明的细颗粒区域。放大内镜特征如下:①存在 DL;②不规则的 MV;③不规则的 MS;④MCE 增宽;⑤IP 增宽。GAFGM 病变符合 VS 分类系统的癌症诊断标准。

Ueyama 等根据肿瘤是否暴露于表面及 MUC5AC 表达模式将 GAFGM 分为 3 型:1 型(结构正常的暴露型)为保留正常的胃底腺黏膜组织学结构,仅浅表区小凹上皮分化,深层仍为胃底腺分化,浅表上皮 MUC5AC 阳性,模拟小凹上皮分化的肿瘤成分和模拟胃底腺分化的肿瘤成分界线清晰,呈分层结构,免疫组化可见 MUC5AC 染色阳性的肿瘤成分位于黏膜表层,MUC6、Pepsinogen Ⅰ或伴 H^+/K^+ -ATPase 染色阳性的肿瘤成分位于深层,此型预后相对较好;2 型(结构紊乱的暴露型)为肿瘤上皮暴露至表面,除了 MUC6 表达外,MUC5AC 在表面及深部均有表达,模拟两种分化的肿瘤成分混合,此型预后最差;3 型(结构紊乱的非暴露型)为深部异常的组织学结构,表面覆盖非肿瘤性黏膜,深部肿瘤细胞 MUC5AC 部分阳性,即两种分化的肿瘤成分混合,此型恶性程度居 1 型及 2 型之中,相对少见。由于在肿瘤表面覆盖了正常上皮,3 型内镜诊断最难。需要注意的是,胃底腺黏膜型腺癌部分病例尤其是 2 型,细胞核异型大,有较高的淋巴管及静脉侵犯率,可出现淋巴结转移,内镜下治愈性切除率低。

【特别提示】
▶ SMT 样;同色或褪色调;DL(+),局部细颗粒样改变,扩张的树枝状血管,IMVP(+),IMSP(+),MCE 增宽,IP 增宽。
▶ 由向胃底腺和小凹上皮分化的肿瘤细胞组成,细胞异型性及侵袭性高于胃底腺型腺癌,部分肿瘤可暴露于黏膜表面;表达 MUC6 及 Pepsinogen Ⅰ、MUC5AC。

（隋子奇　王冰洁）

六、腺鳞癌

【病史特点】
男,57 岁,反复中上腹不适 15 年,腹胀 5 个月。

患者 15 年前出现反复中上腹不适,5 个月前出现腹胀,无腹痛、黑便等症状。腹部 B 超提示胃窦部明显增厚,胃癌伴周围淋巴结肿大;胃镜提示胃癌考虑,伴幽门梗阻,活检病理提示低分化腺癌。

【重要辅助检查】
上腹部增强 CT:胃窦部胃癌,侵犯浆膜外(图 2-2-40,箭头所示),胃周多发淋巴结转移,胰腺受累。

【内镜检查】
胃角至十二指肠球部可见巨大不规则溃疡,表面覆污秽苔,溃疡和其周围形成边界相对清晰的环堤,呈粗糙、结节状,考虑进展期胃癌(Borrmann Ⅲ型)(图 2-2-41A~C),十二指肠降部累及(图 2-2-41D)。

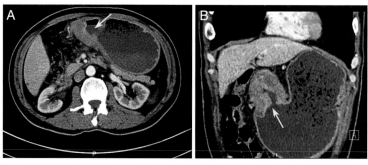

图 2-2-40   上腹部增强 CT

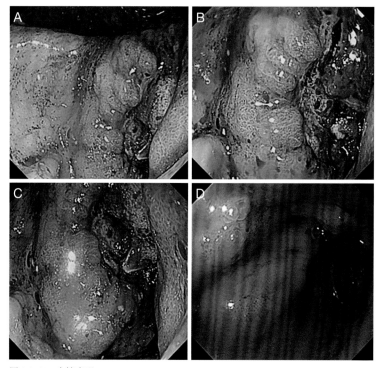

图 2-2-41   内镜表现

【疾病诊断与治疗】   内镜发现胃角至十二指肠球部巨大浸润性病灶,病理提示
低分化腺癌,考虑进展期胃癌伴远处转移,行胃癌姑息切除术
(胃部分切除)伴近端胃-空肠吻合术,术后行 Folfox 方案化疗 4
次,SOX 方案化疗 4 次。患者于术后 1 年因本疾病死亡。

【病理诊断】   腺鳞癌。L,Post,Type 3,55mm×40mm,adenosquamous carcinoma,
pT3(SS),Ly1,V0,pPM0,pDM0,pN2(6/23)(图 2-2-42)。

【延伸阅读】   胃 腺 鳞 癌(gastric adenosquamous carcinoma,GASC)是 一
种罕见的特殊类型胃癌,是胃上皮细胞来源的恶性肿瘤,约占
胃癌的 0.5%。腺鳞癌是指在同一癌灶内同时存在腺癌和鳞状

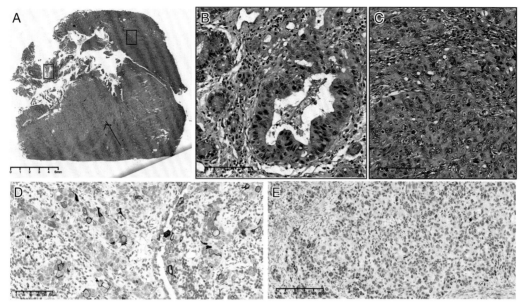

图 2-2-42　腺鳞癌病理组织学及免疫组织化学染色图像

A. HE 染色切片全景视图；B. 腺癌区域局部高倍视野，肿瘤形成明显腺管样结构，细胞核异型明显，排列紊乱，极性缺失，腔内可见坏死物；C. 鳞状细胞癌区域高倍视野，肿瘤细胞片状生长，无腺管形成，细胞体积较大，核空泡状，核仁明显；D. 免疫组化标记腺癌区域 CK20 染色细胞质阳性；E. 免疫组化标记鳞癌区域 P40 染色细胞核阳性。

细胞癌分化特征的恶性上皮性肿瘤，且鳞状细胞癌成分不少于25%。1905 年 Rolleston 等首次报道并确认了这一特殊病理类型的胃上皮源性恶性肿瘤。

GASC 多于 40 岁以上发病，高发年龄为 50~59 岁，男女患病比例约（2~4）∶1。GASC 好发于胃下 1/3 部分，大体分型多为 Borrmann Ⅱ型或Ⅲ型。GASC 临床表现和影像学检查结果与胃腺癌相似。

GASC 的病理诊断需建立在充分取材的基础之上，且鳞癌成分不少于 25%。GASC 可见明确的腺癌和鳞状细胞癌成分，且两种成分之间可见过渡区域。肿瘤分化程度较高时，组织学诊断相对明确；分化程度较低，未见明确腺癌或鳞状细胞癌典型组织学形态时需借助免疫组化，CK7 和/或 CK20 阳性可提示腺癌分化，P40 阳性可明确鳞癌成分。

GASC 中鳞癌成分起源尚未明确，是目前研究热点。关于GASC 起源假说目前主要有：①腺癌细胞的鳞状上皮化生；②异位鳞状上皮细胞癌变；③胃黏膜腺细胞发生鳞状上皮化生后再形成癌；④局部血管内皮细胞发生鳞状细胞分化；⑤胃黏膜多能干细胞向鳞癌细胞和腺癌细胞分化。目前第1种假说得到了较多研究的支持。

GASC目前尚无标准治疗方案,治疗手段以根治性手术为主,辅以化疗。化疗方案多以铂类联合氟尿嘧啶类药物为主,多西他赛、伊立替康等药物的应用均有报道,但总体治疗效果均较差。

GASC预后较胃腺癌、胃印戒细胞癌更差,其中位生存期约为10个月,这可能与其兼有鳞癌和腺癌的恶性生物学行为模式相关。约25%的GASC患者有远处转移,最常见转移部位是肝脏,其次是腹膜播散。值得注意的是,即使是早期GASC也可出现远处转移。

【特别提示】
▶ 胃下1/3部分,Borrmann Ⅱ/Ⅲ型;表现类似胃腺癌。
▶ 由腺癌和鳞状细胞癌组成,且鳞状细胞癌的成分≥25%。

(徐嵩　徐霞)

七、鳞状细胞癌

【病史特点】　男,71岁,黑便伴乏力1个月。

患者近1个月间断黑便伴乏力,血红蛋白85g/L;腹部增强CT示胃体胃壁明显增厚伴周围淋巴结增大,肿瘤考虑。1个月来体重减轻10kg。

【重要辅助检查】　CEA 8.24ng/mL,糖类抗原125 317.30U/mL。

胃癌增强CT示:胃体-胃窦小弯侧胃癌(T4aN3aM0),增强可见明显强化(图2-2-43,箭头所示)。

【内镜检查】　胃体小弯至胃角可见一菜花样隆起,上覆污秽苔,大小约10cm,周边黏膜不规则,胃腔狭小,内镜尚能通过(图2-2-44)。

【疾病诊断与治疗】　内镜发现一大小约10cm、伴溃疡、巨大肿物,考虑进展期胃癌,建议外科手术,患者拒绝手术及进一步治疗,自动出院。

【病理诊断】　鳞状细胞癌(图2-2-45)。

【延伸阅读】　胃鳞状细胞癌(gastric squamous cell carcinoma,GSCC)临床罕见,约占胃癌的0.04%~0.5%,迄今为止,报道例数不足100例。GSCC的诊断标准包括:①具有鳞状细胞分化的形态学特征(细胞间桥、单个细胞角化或角化珠形成)和免疫组化证据(P40、P63阳性);②充分取材,除外腺癌及其他组织学成分混

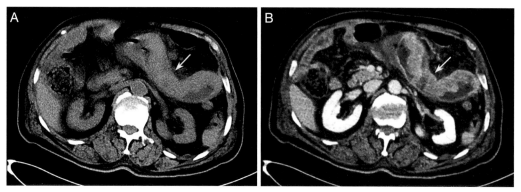

图 2-2-43　胃癌增强 CT

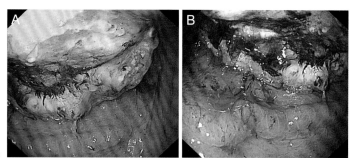

图 2-2-44　内镜表现

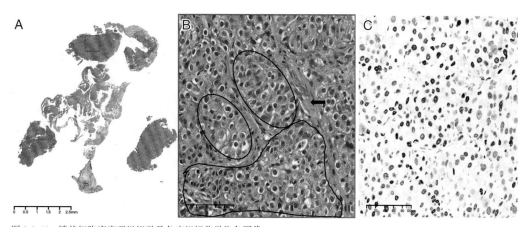

图 2-2-45　鳞状细胞癌病理组织学及免疫组织化学染色图像

A. 活检组织切片全景视图,染色较深处为肿瘤;B. 高倍视野,肿瘤细胞呈实性片状、巢团状排列(封闭曲线示),间质可见纤维间隔(←);肿瘤细胞体积较大,胞质丰富,细胞核明显、深染,核周可见空晕;C. 鳞状细胞标记 P40 细胞核阳性表达。

合;③除外其他部位的转移性鳞癌及下段食管鳞癌的累及。

GSCC 好发于男性,男女比例(4~18）∶1,中位年龄 61~69 岁,往往好发于近端胃。GSCC 内镜下表现绝大多数为进展期形态,大多数病变为息肉样(约 40%）或蕈伞样(约 37%),少数为溃疡型(约 20%）或弥漫型(约 3%),其中 73% 已无手术机会。

GSCC 的起源尚不明确,可能起源于肠上皮化生灶,或由胃多能干细胞恶性转化产生;EB 病毒感染是 GSCC 的可能原因。

GSCC 中位生存期约 9 个月,其主要死亡原因为远处转移,积极手术治疗及辅助治疗可提高生存率,但预后仍显著差于胃腺癌。

| 【特别提示】 | ▶ 近端胃多见,多为进展期,息肉样、蕈伞样、溃疡型或弥漫型。 |
| | ▶ 具有鳞状细胞分化的形态学特征(细胞间桥、单个细胞角化或角化珠形成)。 |

（陆丽芬　徐霞）

八、未分化癌

【病史特点】　　　　男,81 岁,体检时发现贫血(血红蛋白 76g/L)。内镜检查发现胃部肿瘤,病理示低分化癌。患者无不适主诉。

【重要辅助检查】　　血红蛋白 76g/L,白蛋白 20g/L,CEA、糖类抗原 19-9、甲胎蛋白、糖类抗原 125 阴性。

胃增强 CT 提示无远处转移。

【内镜检查】　　　　胃体小弯处可见一个直径约 5cm 的隆起型病变(Borrmann Ⅰ型),表面大片坏死(图 2-2-46）。

【疾病诊断与治疗】　内镜发现一直径约 5cm、伴溃疡、Borrmann Ⅰ型病变,病理示低分化癌,考虑为进展期胃癌,行全胃切除术。患者术后恢复良好,随访 5 年无复发。

【病理诊断】　　　　未分化癌。M,Less,Type 1,146mm×82mm,undifferentiated carcinoma,pT3(SS),Ly1,V0,pPM0,pDM0,pN2(图 2-2-47）。

【延伸阅读】　　　　胃未分化癌(Undifferentiated carcinoma）指病灶的所有区域在细胞学和组织学都没有任何分化特征的恶性上皮性肿瘤,属于胃癌中的特殊类型,占胃癌的 0.14%~5.3%。关于其发病机制,现有假说认为可能起源于腺癌细胞去分化,或内胚层未分化细胞。胃未分化癌的特征是浸润性强,易发生转

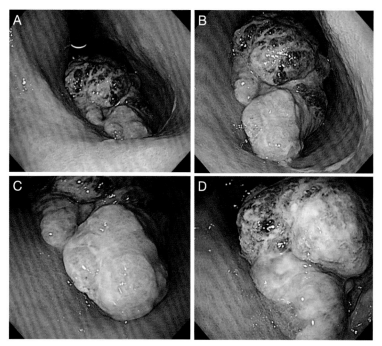

图 2-2-46　内镜表现

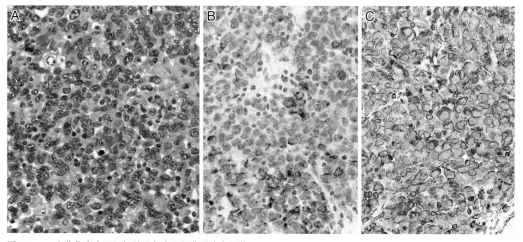

图 2-2-47　未分化癌病理组织学及免疫组织化学染色图像

A. 高倍视野（40×）肿瘤细胞形态不规则,细胞核大小不一,无特征性排列结构,未见腺管样结构,未见含有黏液的细胞,核分裂易见（➡）;B. 免疫组化染色仅 CK 斑片状细胞质阳性;C. 免疫组化 Vimentin 阳性。

移,诊断时多为晚期胃癌,伴淋巴结转移、腹膜播散和其他脏器转移。

胃未分化癌镜下肿瘤细胞多呈片状或条束状排列,无明确腺样结构或黏液成分,细胞呈梭形、卵圆形,异型明显;形态类似肉瘤或者淋巴瘤为排他性诊断,无特异性标志物,需借助包含上皮、淋巴细胞、肌源性、神经源性等不同分化来源免疫组化标记物除外鳞状细胞癌、腺癌、神经内分泌癌、淋巴瘤及软组织肿瘤等。术前活检常难以明确。

胃未分化癌首选手术切除治疗,难以手术根除的患者需联合化疗。虽然胃未分化癌发现时几乎为晚期,但其 5 年生存率约为 37%~ 69%,尤其是Ⅳ期患者的 5 年生存率约为 30%,明显好于低分化腺癌(约 6%)。其可能原因是胃未分化癌细胞内 α1-抗糜蛋白酶比 α1-抗胰蛋白酶更具优势,前者促进肿瘤免疫,改善预后。

注:该病例发表于"平澤 俊明,河内 洋,藤崎 順子 の通常内視鏡観察 による早期胃癌 の拾 い上げと診断. 临床消化器内科 2018 Vol 33 No.11",并已获得出版社授权。

【特别提示】　▶ 浸润性生长,类似肉瘤或者淋巴瘤。
　　　　　　　▶ 无任何分化特征;肿瘤多呈片状或条束状排列,瘤细胞异型明显。

(平澤俊明　河内洋　中野薰　杨彬　徐霞)

第三节　具有临床特征的癌

一、低异型度分化型腺癌

低异型度分化型腺癌是缺乏细胞异型或细胞异型性低,呈明确腺管形成的腺癌,由日本学者首先提出。低异型度是指病变组织与正常组织之间形态学上的差异程度小,其特征为核/浆比小于 50%、核基本呈纺锤形、排列在细胞基底侧保持极性。异型度是个日语术语,相当于我们的不典型性(atypia),包含了肿瘤性异型和变性、再生性或反应性等的非肿瘤性异型。分化型腺癌是指腺癌的分化程度较好,包括了高分化管状腺癌(tub1)、中分化管状腺癌(tub2)和乳头状腺癌(pap)。与低异型度分化型腺癌类似的诊断名称还有超高分化腺癌(VWDA)和极高分化腺癌(EWDA),基本可作为同义词。由于低异型度分化型腺癌与正常、再生/增生性或肠上皮化生等非肿瘤性上皮类似,常难以鉴别。组织学诊断,尤其是活检诊断非常困难,容易漏诊。

　　低异型度分化型腺癌是一大组异质性的胃癌,其共同特征是:①肿瘤细胞为低异型性,包括核质比例小、细胞核基本排列于基底膜上、核轻度极性紊乱或重叠、染色质稍增多、核仁不明显或较小、核分裂象可上升至腔缘;②结构有明显的腺管形成,但形态多样:腺体成角、不规则分支、扩张、横行生长等轻微结构异常,或腺体不完整、相互融合,或部分出现绒毛状、内生乳头状结构。

　　低异型度分化型腺癌包括胃底腺型腺癌(详见第二章第二节)、牵手癌、肠型超高分化腺癌和胃型超高分化腺癌。其中,胃型是指肿瘤细胞与构成胃固有腺体(贲门腺、胃底腺和幽门腺)和/或胃小凹上皮的细胞相似;肠型是指肿瘤细胞与构成肠上皮化生的吸收上皮细胞、杯状细胞和帕内特细胞相似。

01
牵手癌

【病史特点】　　　　　男,28岁,反复黑便6个月,剑突下隐痛3个月。

　　　　　　　　　　　患者6个月前出现黑便、间断发作、量少成形,无其他不适。3个月前感剑突下隐痛,行胃镜发现胃窦糜烂,病理示上皮内瘤变。

【重要辅助检查】　　　胃癌增强CT未见明显异常。

【内镜检查】　　　　　胃窦前壁见一不规则浅表凹陷性病灶(0-Ⅱc),大小约1.5cm,表面稍发红,未见糜烂及溃疡(图2-3-1A),边界清晰,空气变形可;NBI下见茶色征(图2-3-1B);靛胭脂喷洒示DL(+)、凹陷性病变(图2-3-1C);NBI-ME见病灶表面腺管密集,IMVP(+),IMSP(+)(图2-3-1D~F)。

【疾病诊断与治疗】　　内镜发现一大小约1.5cm、无溃疡、0-Ⅱc病变,考虑浸润深度为黏膜层的早期胃癌,予以ESD治疗。术后1年随访患者恢复良好,无不适主诉。

【病理诊断】　　　　　中分化管状腺癌(牵手癌)。L,Ant,36mm×25mm,Type 0-Ⅱc,15mm×15mm,tub2,pT1a(M),pUL0,Ly0,V0,pHM0,pVM0(图2-3-2~图2-3-4)。背景黏膜呈慢性轻度萎缩性胃炎,伴轻度肠上皮化生,Hp(阴性)。

【延伸阅读】　　　　　牵手癌又称"爬行型"腺癌("crawling-type"adenocarcinoma,CTAC),由日本学者Takizawa最先报道。目前尚未将其作为独立肿瘤实体,但越来越多的分子病理学研究和临床结果均提示其独特性,可能是弥漫型胃癌的一个早期阶段。牵手癌的内镜和病理诊断均具有较大的挑战性。

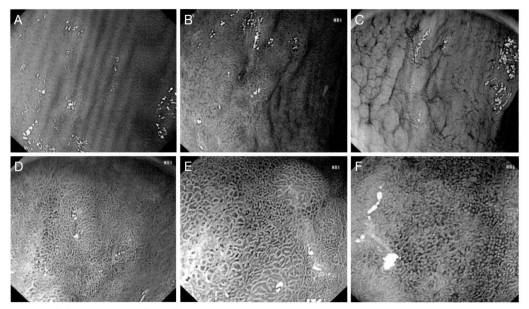

图 2-3-1　白光、NBI 及 NBI-ME 内镜表现

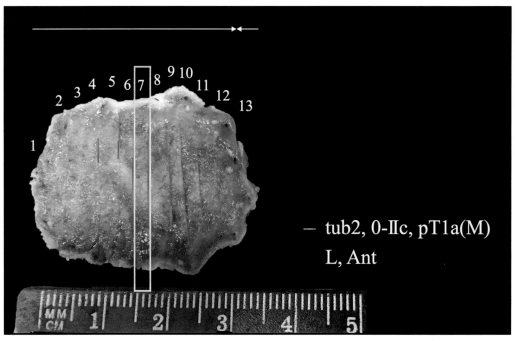

图 2-3-2　ESD 切除标本重建图像

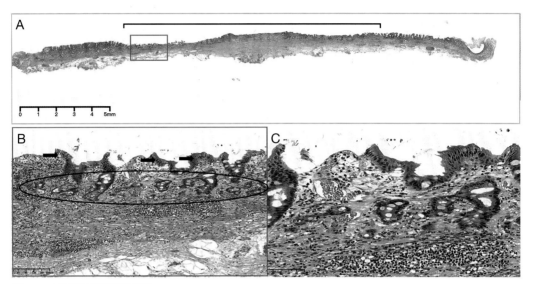

图 2-3-3　牵手癌病理组织学图像

A. 展示第 7 条组织切片全景,肿瘤区域如(⌐)所示;B. 低倍视野,肿瘤位于黏膜层中部,腺颈部腺体结构异型型明显,腺体成角、不规则分支、横向吻合,形成"牵手/爬行"结构(〇),表面为非肿瘤性的胃小凹上皮(➡);C. 高倍视野下,肿瘤细胞异型性低,细胞形态接近于肠上皮化生上皮。

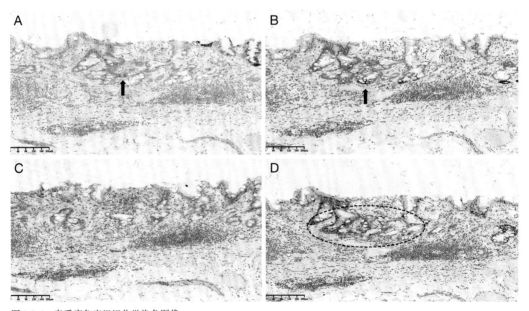

图 2-3-4　牵手癌免疫组织化学染色图像

免疫组化显示黏液表型为胃肠混合型。A. 肿瘤区域局灶胃型黏液标记 MUC5AC 阳性(↑所示);B. 肿瘤区域局灶胃型黏液标记 MUC6 阳性(↑所示);C. 肿瘤腺体腔缘肠型标记 CD10 阴性;D. 肿瘤区域杯状细胞胞浆肠型标记 MUC2 阳性(⟨⟩所示)。

牵手癌在早期胃癌中占比约 3%,中位发病年龄 61 岁。牵手癌容易出现在胃体中下部区域,初始的大体形态为表面平坦型(0-IIb 型),向表面凹陷型(0-IIc 型)逐渐转变,两种形态可以长期并存。早期的牵手癌分布特点是以腺颈部增殖带为中心,在黏膜固有层内水平方向进展,Ki-67 标记时可显示增殖带存在。

白光及放大内镜对于牵手癌的诊断均十分困难,通常牵手癌多为 0-IIc 或 0-IIc 为主型(0-IIc+IIa、0-IIc+IIb)病变(约占 84%~89%),其中 22%~48% 伴有溃疡瘢痕。在呈横向扩展型的病例中,有时表层被非肿瘤性上皮所覆盖,内镜下范围诊断困难。部分牵手癌与胃炎难以鉴别,NBI-ME 可见不同于背景黏膜的伴有形状不均一和方向不一致的白区黏膜微结构,可以借此确定边界。

牵手癌是 tub2 的特殊类型,组织学特点是细胞异型性极低,类似于正常腺体或肠上皮化生,而结构异型明显。牵手癌起源于腺颈部增殖带,无腺管密度增高,但腺管明显形成不良,多形成不规则分支、融合及扩张,形象地被喻为 "WHYX" 等字母,宛如手拉手,并以腺颈部水平为中心横向扩展,与表面上皮相延续,表面上皮可有成熟现象,肿瘤的界线难以确定。有时背景炎症明显,加之低级别的细胞异型,常被诊断为反应性病变或不确定的异型增生。牵手癌常合并低分化腺癌或印戒细胞癌,容易出现黏膜下浸润和淋巴结转移。免疫组化 P53 和 Ki-67 在牵手癌诊断中意义较小。

牵手癌作为形态特殊的胃癌,无论按 WHO 分类还是日本标准都属于中分化腺癌。两者的胃癌分级标准是一致的:不是根据核的异型程度,而是以腺管结构形成的程度来分级。另外当病变出现类似印戒样细胞时,更要注重多取材或多观察,一旦确定有低分化癌成分,就要明确报告,不宜简单地诊断为牵手癌。

牵手癌的 TP53 突变率高于普通型管状腺癌,多为缺失突变,其中 c.529_546 缺失在普通分化型腺癌中罕见。相比于普通分化型腺癌,牵手癌中 β-catenin 的异常核内聚集及 MLH-1 缺失更为少见。另外还在牵手癌中发现较多与弥漫型胃癌类似的基因表型,如高 RHOA 突变和 CLDN18-ARHGAP 基因融合,且存在较多的等位基因失衡,既往研究表明,多个等位基因失衡的存在,可以预测肿瘤高侵袭性,这也解释了低异型度细胞的牵手癌为何有较高的黏膜下浸润和淋巴结转移。

【特别提示】　　▶ 胃体中下部;0-Ⅱb 型向 0-Ⅱc 型转变,两种形态并存;边界判断困难,可以不同于背景黏膜的伴有形状不均一和方向不一致的白区黏膜微结构确定边界。

　　▶ tub2 的特殊类型;腺管不规则分支、融合及扩张,在腺颈部区呈牵手样结构,形似字母 "WHYX";细胞异型性小;可合并低分化腺癌或印戒细胞癌成分。

（陈佳敏　杨彬　杨琦）

02

肠型超高分化腺癌

【病史特点】　　女,60 岁,发现胃体上部大弯病变 1 个月余。

　　患者 1 个月余前因餐后呕吐行胃镜发现胃体上部大弯 0-Ⅱa+Ⅱc 病变,病理示慢性重度萎缩性胃炎伴重度肠上皮化生,部分腺体不典型,腺癌不能除外,Hp(阴性)。

　　既往高血压、糖尿病病史。

【重要辅助检查】　　胃癌增强 CT:T2bN0Mx。胃体上方大弯局部黏膜稍增厚(图 2-3-5A,箭头所示),增强可见强化(图 2-3-5B,箭头所示)。

【内镜检查】　　胃体上部大弯见一稍隆起、中央稍凹陷病变(0-Ⅱa+Ⅱc),大小约 2.0cm,表面发红、覆薄白苔,边界清(图 2-3-6A),表面粗糙呈颗粒状改变,靛胭脂喷洒示 DL(+)(图 2-3-6B);醋染后白化时间缩短,表面存在不规腺管(图 2-3-6C)。NBI 下见茶色

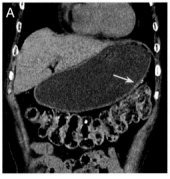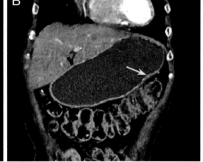

图 2-3-5　胃增强 CT 表现

征（图 2-3-6D）；NBI-ME 见局部血管稍扩张,表面微结构不规则（图 2-3-6E、F）。

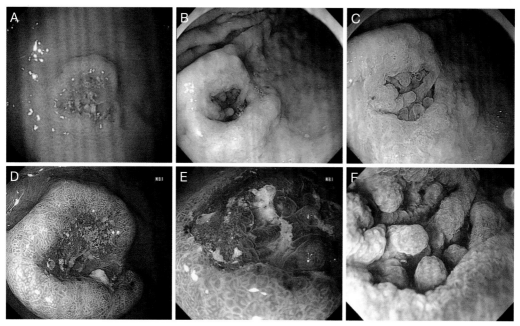

图 2-3-6　白光、NBI 及 NBI-ME 内镜表现

【疾病诊断与治疗】　　　内镜发现一直径约 2cm、无溃疡、0-Ⅱa+Ⅱc 病变,考虑早期胃癌,予以 ESD 治疗。术后证实高分化腺癌,黏膜下深浸润（SM2）。予以追加手术,行腹腔镜下全胃切除+D2 淋巴结清扫+食管空肠 R-Y 吻合。术后病理示无肿瘤残留、N0,临床恢复良好。术后 1 年随访未见明显异常。

【病理诊断】　　　　　肠型超高分化腺癌。U,Gre,Type 0-Ⅱa+Ⅱc,18mm×16mm,tub1,pT1b（SM2,3 000μm）,pUL0,Ly0,V0,pHM0,pVM0（图 2-3-7~图 2-3-9）。背景黏膜呈慢性轻度浅表性胃炎,Hp（阴性）。

【延伸阅读】　　　　　胃超高分化腺癌罕见,占原发性胃腺癌的 0.2%~1.9%,占早期胃癌的 1.9%。是由高度分化的、类似正常胃黏膜上皮细胞或类似肠上皮化生细胞组成的肿瘤性病变。该类肿瘤的特点是细胞异型性小;但其有区别于正常黏膜的结构异常（如肿瘤出芽、腺体背靠背、融合等）以及比低级别上皮内瘤变更快进展为黏膜下浸润性癌的生物学行为,支持其恶性诊断。以往文献总结以胃的中上 1/3 多见,但随着病例数报道的增多,其位置没有特殊性,男性相对多见。早期病例内镜下正常黏膜和癌的边

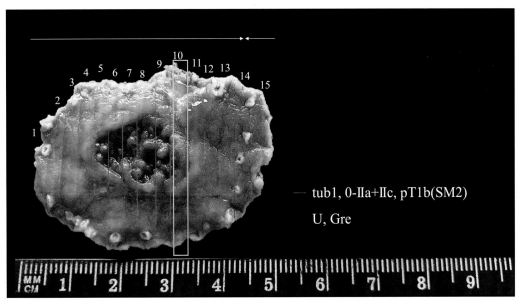

图 2-3-7　ESD 切除标本重建图像

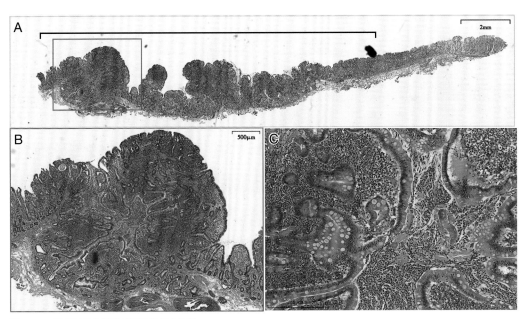

图 2-3-8　肠型超高分化腺癌组织学染色图像

A. 切片全景,肿瘤区如图所示(⌐),肿瘤呈大小不等多结节状;B. 中倍视野,图 A 红框区域局部放大图,腺体扭曲,形态、大小不规则;结节内淋巴组织增生及小血管增生明显;C. 高倍视野,示形态不规则、扩张的腺体,结构异型性明显,腔内大量中性粒细胞增生聚集;细胞异型性低,细胞核深染,笔杆状,整齐排列于腺体基底部,极性良好,腔缘无核区明显,核质比<50%;另见多量杯状细胞。

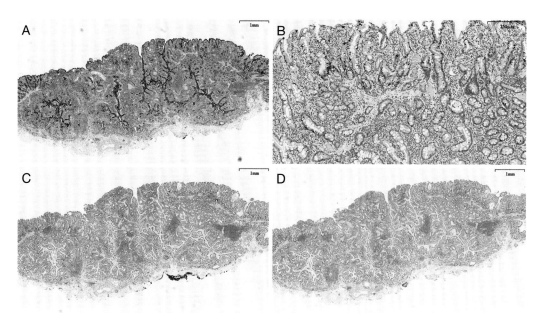

图 2-3-9　肠型超高分化腺癌免疫组织化学染色图像

A. 肠型标记 CD10 染色腔缘阳性;B. 肠型标记 MUC2 杯状细胞染色阳性;C、D. 胃型标记 MUC 5AC 和 MUC 6 染色阴性。

界很难区分,因此 ESD 治疗时,侧切缘容易阳性,完全切除率较低。随着病变的发展,多数表现为黏膜下肿瘤,表面溃疡不明显,部分患者确诊时已经是胃癌晚期。文献报道的大多数患者术前活检没有确诊,一般是行诊断性 ESD 切除或手术切除而明确诊断。

从分化形态和免疫组织学特征出发,目前日本将胃超高分化腺癌/低异型度分化型癌分为胃型、肠型、胃肠混合型及各种息肉中发生的超高分化腺癌。其中,以肠型肿瘤较为常见,表达 MUC2、CD10 及 CDX-2 等肠上皮标记,不表达 MUC6 及 MUC5AC 等胃上皮标记。胃型肿瘤的免疫表型与之相反,混合型肿瘤则同时表达胃型与肠型的标记物。

肠型超高分化腺癌是指与完全型肠上皮化生腺管类似的、缺乏细胞异型性的肿瘤细胞所组成的分化型腺癌,在胃超高分化腺癌中相对多见,具有以下特征:①细胞低异型性:核较小,呈柱状,保持较好的极性排列在基底侧,核质比<50%,有明显的杯状细胞、吸收细胞和/或 Paneth 细胞分化,吸收细胞腔缘胞质带明显且红染,可见刷状缘。②腺体结构不规则,表现为6种结构形态:腺体融合、成角、分支、膨大或囊性扩张、

内含坏死物、细胞松散和腺体不完整（流产型腺体），一般诊断肠型超高分化腺癌时至少可见 3 种结构异型。结构异型对此型癌的诊断至关重要，而且一般以黏膜深部及黏膜下层的腺管改变为主。③免疫表型 MUC2 和/或 CD10 表达，而胃型标志物 MUC5AC 和 MUC6 均不表达，CDX2 表达较强。Ki-67 阳性指数不定，一般为腺体基底增高并阳性细胞带增宽，失去胃黏液颈增殖区表达的染色模式。P53 蛋白呈野生型表达，HER2 阴性。

早期肠型超高分化腺癌内镜下病变不明显或可见轻微凹陷，周围胃黏膜呈慢性萎缩性炎改变。有时浸润黏膜下层伴明显的促纤维增生性反应，内镜下呈神经内分泌瘤样特征。

肠型超高分化腺癌为惰性肿瘤，侵袭性低，尚未有转化为低黏附性癌的报道，仅少数病例浸润至浆膜或伴淋巴结转移，尚未检索到因分期高或转移死亡的病例。

治疗上，对于胃的肠型超高分化腺癌多采用 ESD 治疗或诊断性 ESD 治疗。

【特别提示】
▶ 萎缩肠上皮化生背景；轻微凹陷型或 SMT 样病变；边界判断困难。
▶ 类似于完全性小肠型化生；腺体结构不规则，细胞异型性低，可有明显的杯状细胞、吸收细胞和/或 Paneth 细胞分化，并见刷状缘；表达肠型标记（MUC2 和/或 CD10），以及 CDX2。

（朱春鹏　宋楷）

03

胃型超高分化腺癌

【病史特点】　　女，55 岁，发现胃体中部大弯近后壁病变 1 个月余。

患者 1 个月余前胃镜发现胃体大弯黏膜病变，活检病理诊断高分化腺癌，浸润至黏膜肌层，Hp（阴性）。患者无不适症状，拟"胃癌"收住胃肠外科。

既往高血压病史，控制可。

【重要辅助检查】　　胃癌增强 CT 未见明显异常。

【内镜检查】　　胃体中部大弯近后壁见一稍凹陷发红病变（图 2-3-10A、B），大小约 1.0cm，充分注气后病变呈现稍隆起、饱满感、周边黏膜纠集（图 2-3-10C），NBI 下病变凹陷处黏膜茶色改变（图 2-3-10D）。

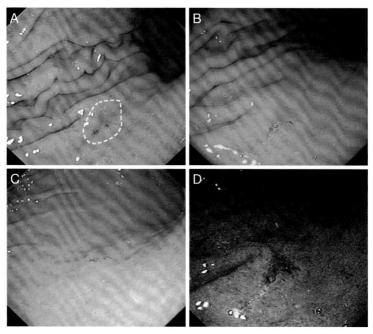

图 2-3-10　白光及 NBI 内镜表现

【疾病诊断与治疗】　　　内镜发现一直径约 1.0cm、无溃疡、0-Ⅱc 病变,病理诊断腺癌、黏膜肌层局部受累,予以腹腔镜下远端胃大部分切除+D2 淋巴结清扫+毕Ⅱ式吻合,术后临床恢复良好,术后 1 年行随访均未见明显异常。

【病理诊断】　　　胃型超高分化腺癌(幽门腺型腺癌)。M,Less,Type 0-Ⅱc,18mm×10mm,tub1,pT1b(SM),pUL0,Ly0,V0,pPM0,pDM0,L,pN0(图 2-3-11,图 2-3-12)。

【延伸阅读】　　　胃型超高分化腺癌是指与胃小凹上皮或幽门腺上皮类似的,缺乏细胞异型性的肿瘤细胞所组成的分化型腺癌。肿瘤细胞胞质丰富透明,细胞核深染,无明显细胞异型性,腺体结构异型性明显,主要表现为腺体扭曲、融合、分支及出芽,产生形似字母 W、H、X、Y 的腺体。腺体排列多样,可呈簇状或扩张,腔内可见乳头状突起,扩张显著者可呈囊样,腔内充满黏液。肿瘤组织常位于黏膜固有层中下部或浸润黏膜下层,而表浅部位的上皮常为良性,因此给胃镜活检的诊断造成困难。胃型超高分化腺癌罕见,但实际发生率可能被低估。

　　　根据细胞分化方向不同,胃型超高分化腺癌又可分为胃小凹型、幽门腺型/颈黏液细胞分化型,组织学和免疫表型特征如下:

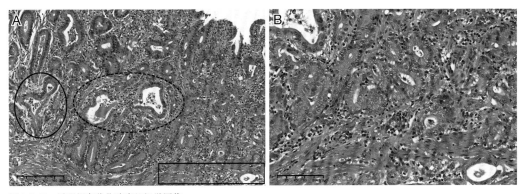

图 2-3-11　胃型超高分化腺癌组织学图像

A. 肿瘤大部位于黏膜内,少量浸润至黏膜下层(□);肿瘤细胞呈小的、形态较规则的腺管状,个别腺管组织异型性较大,呈字母"Y"样(○),另见两个腺管形态不规则、扩张、成角、流产样(⊙),腔内可见少量坏死物;B. 肿瘤腺管结构规则,排列密集,背靠背排列;细胞核圆,可见核仁,细胞异型性尚低,核质比<50%,细胞极性尚存,排列于腺管基底部,细胞质丰富,富含黏液,形似正常幽门腺。

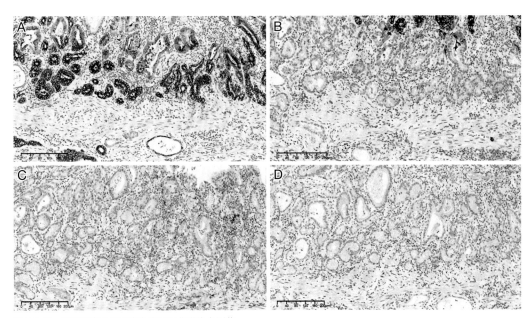

图 2-3-12　胃型超高分化腺癌免疫组织化学染色图像

A. 肿瘤细胞质表达胃型黏液蛋白标记 MUC6,提示幽门腺方向分化;B. 肿瘤细胞个别细胞质 MUC5AC 弱阳性;C、D. 肠型黏液蛋白标记 CD10 和 MUC2 阴性。

（1）细胞异型：①胃小凹型，细胞形态类似于正常小凹上皮或增生性息肉。肿瘤细胞胞质透亮，有时体积较大，胞质丰富，会造成核质比例较正常低的假象。细胞核间距不规则，核极性可紊乱，正常或反应性增生的小凹上皮细胞，可见清晰的顶端黏液帽、基底线、细胞质和细胞核 4 条"假想线"，但超高分化腺癌不明显或消失。②幽门腺型/颈黏液细胞分化型，肿瘤细胞同样具有丰富的透明胞质和位于基底侧的核，部分与胃小凹型不易区分。其中幽门腺型胞质也可呈轻度嗜酸性，形态非常类似于宫颈的高分化胃型腺癌。

（2）结构异型：表现为正常腺体背景上出现不协调或不成比例的肿瘤性腺体，这些腺体往往更大，形状不规则，腔缘不整齐，这在小凹型超高分化腺癌中尤为明显。部分腺体还可囊性扩张或横行生长。深部浸润腺体间质几乎没有促结缔组织增生反应。这类胃癌的黏膜表面往往无溃疡，但镜下一般常有癌性腺体累及或生长，有时表现为乳头状生长。

（3）胃小凹型超高分化腺癌肿瘤性腺体强表达 MUC5AC，幽门腺型 MUC6 表达，而颈黏液细胞分化型两者均有表达，均不表达肠型黏液标记 MUC2 和 CD10。Ki-67 的染色模式对诊断有帮助：良性腺体显示局部增殖区（颈部黏液）染色增加；而胃型超高分化腺癌失去该模式，阳性表达率不定，多数为低表达，尤其在深部浸润灶。无 HER2 或 P53 蛋白异常表达，个别报道胃小凹型 PTEN 蛋白表达缺失。黏膜深部和黏膜下层的不规则腺管呈浸润性生长是诊断胃超高分化腺癌最有用的组织学特征。因此，从这些区域获得活检标本很重要。

肿瘤好发部位在胃部中、上 1/3，而非胃窦或幽门部。内镜下观察早期肿瘤常呈表浅平坦或表浅凹陷型改变，表面黏膜完整，与正常胃黏膜界线不清。因此，内镜医生常难以精确判断病变范围，导致 ESD 标本更易出现侧切缘阳性的情况。进展期肿瘤可表现为平坦或隆起型病变，也可表现为息肉样或蕈伞型肿块。ME 特征是：MCE 增宽，半数以上病变的 VEC 阳性、IMVP 阳性。

胃型超高分化腺癌容易向印戒细胞癌进展。早期胃型超高分化腺癌预后好，但肿瘤出现乳头状结构，即使仅黏膜内乳头状生长时，也会出现淋巴结转移。深部浸润时，也可能出现向未分化癌或印戒细胞癌转化，因此出现乳头状结构或去分化时患者预后相对不良。

【特别提示】	▶ 胃中上部；早期表浅平坦/表浅凹陷型，进展期息肉样/蕈伞型；黏膜界线不清；MCE 增宽，伴乳头状结构或深层浸润时可出现 VEC 和 IMVP。
	▶ 与胃小凹上皮或幽门腺上皮类似；腺体结构异型，呈腺体扭曲、融合、分支及出芽；细胞无明显异型；仅表达胃型标记（MUC5AC 和/或 MUC6）。

（朱春鹏　宋楷）

二、皮革胃型胃癌

【病史特点】	男，58 岁，上腹不适 3 个月余。
	患者 3 个月余前因餐后感上腹不适，伴饱食后呕吐，查胃镜示全胃病变，胃体蠕动消失，病理示黏膜慢性炎，口服"雷贝拉唑、庆大霉素"等药物治疗 1 个月余无好转。1 个月前至我院复查胃镜示胃体黏膜僵硬，皮革胃型胃癌待排，病理示黏膜慢性炎伴有部分腺体异型增生，核大深染、浸润性生长，高度癌疑。既往肛周脓肿切除术后。
【重要辅助检查】	胃癌增强 CT：胃壁弥漫性增厚（图 2-3-13A），增强后明显强化（图 2-3-13B），侵犯脏层腹膜，浆膜面不规则或结节样形态，周围脂肪间隙密集毛刺或条带状浸润，肿瘤上下范围约 14cm，可疑累及食管末端及贲门口，无黏液腺癌特征；累及肝胃间隙 3~6 个淋巴结、无腹水，考虑胃癌（T4aN2Mx）。

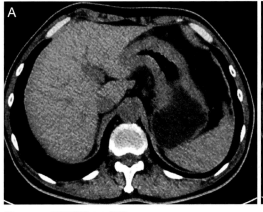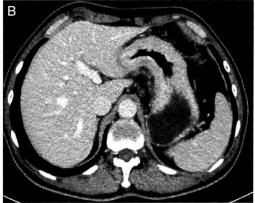

图 2-3-13　胃癌增强 CT 表现

【内镜检查】　　　胃底体黏膜弥漫性肥厚、粗糙、发红,表面颗粒样改变,局部高低不平呈结节状,胃体黏膜显著肿胀、皱襞融合,受累处胃壁僵硬、蠕动基本消失,胃腔狭窄、充气后扩张差(图 2-3-14A、B);NBI 下见腺管扩张,MCE 拉伸(图 2-3-14C、D)。

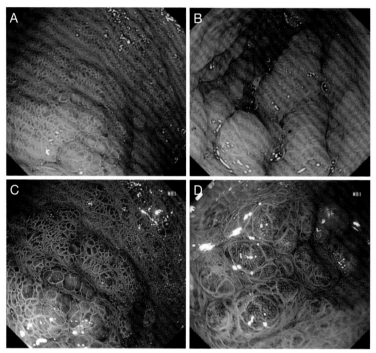

图 2-3-14　白光及 NBI 内镜表现

【疾病诊断与治疗】　　　内镜发现胃底体黏膜弥漫性增厚僵硬,结合 CT 表现及病理考虑 Borrmann Ⅳ型进展期胃癌,予以胃癌根治术+D2 淋巴结清扫+食管空肠吻合术,术中见肿瘤位于胃体,侵犯全胃,全胃体僵硬、呈皮革胃表现(图 2-3-15A、B),上方侵犯食管,小弯侧累及浆膜,侵犯周边淋巴脂肪组织(图 2-3-15C),胃周可见多发淋巴结肿大。腹腔内无明显腹水,肝脏、横结肠、脾脏、胰腺、小肠系膜、腹壁及盆腔均未见明显转移灶。术后予 SOX 方案化疗+信迪利单抗治疗+放疗,术后近 1 年因食管吻合口狭窄行内镜下食管狭窄扩张术,术后 15 个月出现腹膜/肠系膜广泛转移致输尿管梗阻、不全性肠梗阻,分别予以双肾造瘘+双侧双 J 管置入,后患者失访。

【病理诊断】　　　低分化腺癌。UML,Type 4,170mm×150mm,por2,pT4a(S),Ly1,V1,pPM1,pDM0,pN3a(10/25)(图 2-3-16)。

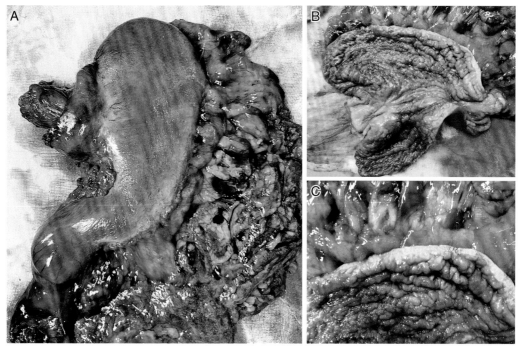

图 2-3-15 胃肿瘤手术标本的大体表现

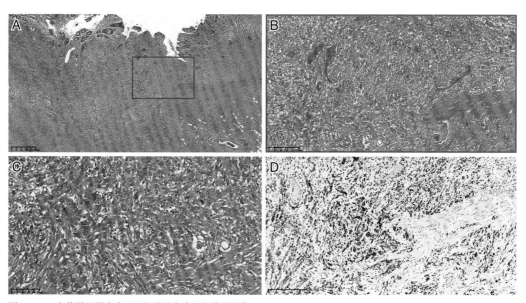

图 2-3-16 皮革胃型胃癌病理组织学及免疫组织化学图像

A. 低倍视野，肿瘤呈弥漫浸润性生长，表面无明显隆起及溃疡，可见少量正常胃小凹上皮残留；B. 肿瘤促结缔组织反应明显，图中胃壁固有肌层破坏；C. 肿瘤细胞界线不清，核质比高，核异型性明显，呈空泡状，核仁可见；D. 免疫组化标记 CK7 肿瘤细胞呈膜浆阳性，示肿瘤细胞呈单个、条索状排列，无明显腺腔结构形成。

【延伸阅读】　　　　　皮革胃型胃癌是一种特殊类型的进展期胃癌,属于Borrmann Ⅳ型或弥漫浸润型胃癌,占胃腺癌的3%~19%。然而,目前仍缺乏对皮革胃型胃癌的标准化定义。Arthur于1953年提出皮革胃型胃癌是一种特殊类型的胃癌,其特征是仅存在纤维状瘢痕样组织的过度增生。皮革胃型胃癌与Borrmann Ⅳ型癌、硬化性癌和Lauren弥漫性癌常通用名称,上述每一类肿瘤患者中只有一部分具有皮革胃型胃癌特征,尚不清楚这些名词是否能正确定义皮革胃型胃癌。国际胃癌协会关于低黏附性胃癌的病理学定义及分型的共识指出,建议胃癌应根据WHO标准进行分类,"皮革胃型胃癌"一词保留用于描述肿瘤的宏观特征。目前皮革胃型胃癌诊断的"金标准"仍是手术切除标本的病理检查。

　　皮革胃型胃癌的大体特征是胃壁的节段性或弥漫性增厚、僵硬、坚如皮革,因而得名。其病理组织学特征是低分化、低黏附性的肿瘤细胞弥漫浸润胃壁,伴有显著的促纤维结缔组织反应。肿瘤发生于黏膜深层,向胃壁深部浸润性生长,因此内镜下缺乏典型的表面黏膜征象改变,且活检阳性率低,假阴性率高达56%,早期纤维化程度较轻的患者常难以诊断,可采取深挖、多点活检。皮革胃型胃癌的EUS主要表现为:胃壁全层增厚(>1cm),以第3、4层增厚为主;病变范围广泛,主要为胃体,其次以全胃多见;病变主要位于黏膜深层及以深,呈弥漫性低回声和不均质回声;病变倾向于沿着胃的横轴生长;周围淋巴结转移率较高。EUS能较准确地判断皮革胃型胃癌的分期,对其可切除性及患者的预后均有较高的预测价值。EUS术前判断N分期的敏感度比MRI和CT更高。CT检测病灶的能力取决于病灶大小和检查质量,如胃腔未充分扩张,CT表现就可能出现偏差,无法正确评估胃腔狭窄、扩张度及胃壁增厚。只有在气体、水或阳性造影剂使胃腔适当扩张后,才可准确评估胃壁厚度。若CT表现为明显胃腔狭窄(<10mm)则有助于皮革胃型胃癌的诊断。皮革胃型胃癌需与胃淋巴瘤、转移性胃癌、Ménétrier病、梅毒、克罗恩病、结核导致的特异性胃炎、巨细胞病毒感染、淀粉样变性等鉴别。

　　皮革胃型胃癌临床诊断不能单纯依赖某项检查结果,而应重视病史、体格检查,并联合应用多种检查方法(如X线钡餐、内镜、EUS、CT等)进行综合判断。有研究提出以诊断评分来区分皮革胃型胃癌与其他类型胃癌。Vivier-Chicotrau 等提出皮革胃型胃癌的诊断评分量表——治疗前诊断评分（Saint Louis score），其由 6 项指标组成：①至少 1 个节段有大皱襞和/或胃壁增厚；②内镜下有广泛肿瘤细胞浸润的表现；③胃腔狭窄；④至少 1 个节段有环周胃壁增厚；⑤EUS 黏膜下层增厚，呈弥漫性稍低回声；⑥内镜下活组织病理检查发现印戒细胞。该评分系统诊断皮革胃型胃癌的敏感度为 94%，特异度为 89%。Pedrazzani 等定义皮革胃型胃癌为三分之二以上胃壁的增厚和僵硬。Agnes 等将皮革胃型胃癌定义为胃壁增厚，缺乏扩张性，累及三分之一以上的胃，既可为 1 个以上区域的环周受累，也可为两个以上区域的半环周受累。上述定义标准目前都缺少大样本临床研究的验证，需要进一步探讨。

由于皮革胃型胃癌的早期诊断较困难，患者确诊时多为晚期，预后较差，中位生存时间为 8~17 个月，5 年总生存率为 0~21.8%。

【特别提示】　　▶ Borrmann Ⅳ型，或节段性增厚、僵硬，呈"皮革样"；EUS 示胃壁全层增厚（>1cm），主要为黏膜下层和固有层，弥漫性低回声和不均质回声；多伴胃周淋巴结转移。

▶ 肿瘤分化差，低黏附性细胞弥漫浸润性生长，促纤维结缔组织反应显著。

（朱春鹏　姜珊珊）

三、残胃上的癌

【病史特点】　　男，59 岁，贲门癌术后 6 年，发现残胃癌 2 周。

患者 6 年前因"贲门癌"行贲门癌根治术，术后病理为早期胃癌，术后无辅助化疗及靶向治疗，恢复可。术后规律复查胃镜。2 周前我院行胃镜复查示胃术后吻合口炎，残胃 0-Ⅱa 病变，病理示高分化腺癌。患者无不适症状。既往胰腺导管内乳头状瘤 Whipple 术后，糖尿病、高血压病史。

【重要辅助检查】　　胃癌增强 CT：贲门癌术后，残胃浅表局部稍增厚（图 2-3-17）；胰十二指肠术后、残余胰管轻度扩张；腹膜后多发饱满淋巴结。

【内镜检查】　　食管残胃吻合口见条索状黏膜糜烂、部分覆白苔（图 2-3-18A、B），残胃黏膜充血水肿，于残胃下部前壁见一发红稍隆起

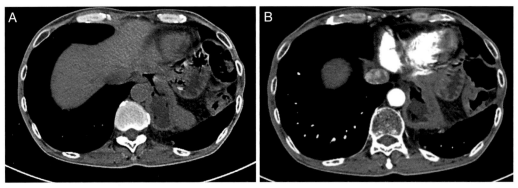

图 2-3-17　胃癌增强 CT 表现
A. CT 平扫期；B. CT 动脉期。

病变、表面光滑（图 2-3-18C，箭头所示，病灶 1），大小约 1.5cm，NBI 下病变黏膜茶色改变、表面腺体结构不规则（图 2-3-18D，箭头所示）；残胃空肠吻合口处黏膜片状充血水肿、局部糜烂（图 2-3-18E、F，虚线及箭头所示，病灶 2）。残胃空肠吻合口通畅，输出/输入袢通畅、并见术后导管。

【疾病诊断与治疗】　　内镜发现食管残胃吻合口稍隆起、不伴溃疡病变，大小约 1.5cm，术前病理示高分化腺癌（病灶 1）；残胃空肠吻合口处黏膜充血水肿，病理示慢性轻度萎缩性胃炎，伴轻度肠上皮化生（病灶 2）。食管残胃吻合口病灶予以 ESD 治疗，术后病理示中

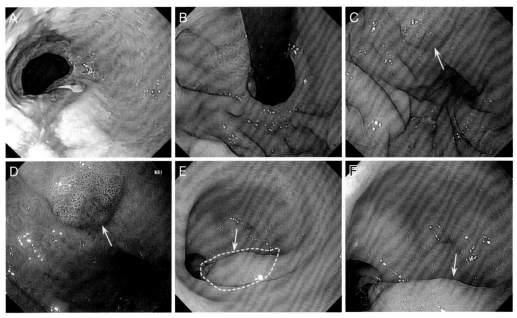

图 2-3-18　白光及 NBI 内镜表现

分化腺癌。术后 3 个月复查,再次予病灶 2 处活检,病理示腺癌。因邻近吻合口,ESD 风险及困难较大,予以胃癌根治术,术后恢复良好。术后 6 个月胃镜及腹部 CT 随访均未见明显异常。

【病理诊断】

（病灶 1）中分化腺癌。E-G anastomosis, Type 0-Ⅱa, 10mm×6mm, tub2, pT1a（MM）, pUL0, Ly0, V0, pHM0, pVM0（图 2-3-19、图 2-3-20）。

（病灶 2）高-中分化腺癌。G-J anastomosis, Type 0-Ⅱa, 20mm×15mm, tub1>tub2, pT1a（LPM）, pUL0, Ly0, V0, pPM0, pDM0, pNx。

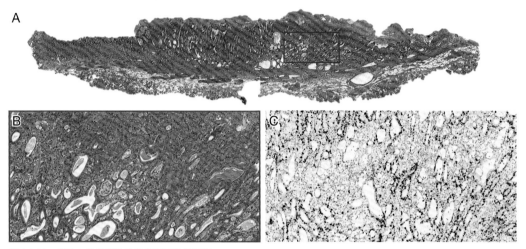

图 2-3-19　病灶 1 的组织学及免疫组织化学图像
A. 低倍视野,切片全景视图;B. 低倍视野,腺体结构扭曲、融合;C. Ki-67 示细胞增殖指数增高。

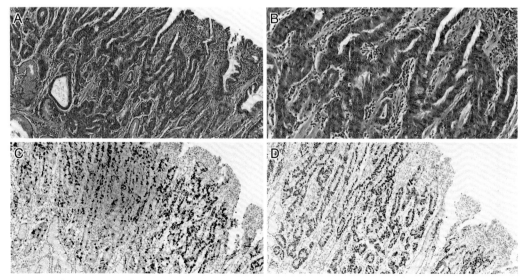

图 2-3-20　病灶 2 的组织学表现
A:低倍视野:肿瘤腺体结构复杂,扭曲、融合,局灶呈筛状结构;B. 高倍视野:细胞呈立方、柱状,异型性明显,核增大,核质比增高;C:Ki-67 约 50%;D. P53 弥漫核阳性。

残胃上的癌（carcinoma in the remnant stomach,CRS）是指残胃发生的癌,包括新发癌、复发癌、残留癌和多灶癌等所有类型,于1998年由日本胃癌学会（JGCA）提出。临床常用的残胃癌（gastric stump cancer,GSC）指胃术后残胃发生的新发癌,最早于1922年由美国梅奥医学院Balfour作为一类疾病提出,最初专指良性疾病术后5年以上残胃发生的新发癌,后逐步扩展到胃癌术后10年以上残胃发生的新发癌。因胃癌根治术后缺少有效鉴别新发癌和复发癌的方法,单纯以时间间隔来区分GSC缺少客观证据。因此,JGCA提出"残胃上的癌"的概念,取消了首次手术胃疾病性质和术后时间间隔的限制,并不再区分新发癌、复发癌、残留癌和多灶癌的概念。

良性疾病胃切除术后随着时间的推移,残胃发生癌变的可能性显著高于普通人群,一般认为术后10~20年发病率会明显上升,占同期胃癌的1%~8%。其发病原因与胃切除术后消化道结构改变导致消化液反流的长期慢性刺激密切相关,毕-Ⅱ式重建较毕-Ⅰ式重建更易发生残胃癌,且吻合口发生残胃癌的可能性最高。胃癌术后发生的残胃癌更容易发生于毕-Ⅰ式术后,发生率高达66%,而因消化性溃疡毕-Ⅰ式术后发生残胃癌的比例为15%。此外,胃癌术后发生的残胃癌多位于非吻合口（约占84%）。

残胃上的癌的发生主要是由于手术改变了胃内环境,目前认为CRS的发病原因有以下几个方面:①残胃是胃癌发生的"母巢",前次手术后碱性反流液损害胃黏膜上皮细胞及胃黏膜屏障减弱是CRS发生的重要因素;②胃切除术后胃酸分泌减少,胃内pH升高,厌氧菌繁殖生长,内源性亚硝酸盐增多,加剧CRS癌前病变;③前次手术长期未愈合的吻合口或缝线溃疡,作为应激性刺激的重要因素;④EB病毒感染与胃癌发生相关,远端胃切除术后的患者EB病毒感染率可达22%~41%,其中毕-Ⅰ式术后感染率明显低于毕-Ⅱ式;⑤Hp感染:一般认为Hp是原发胃癌的主要致病因素,然而,胃术后残胃的Hp感染会随时间的延长逐渐降低,CRS的Hp感染率在23%~28%之间,明显低于原发胃癌的54%~71%,这可能是因为十二指肠胃反流液抑制了Hp的生长,但对CRS的发生影响作用尚不明确;⑥行远端胃切除术时迷走神经被切断后胃的防御因子减少,胃黏膜的血液循环、分泌和再生受到影响,导致其在增生过程中发生细胞 DNA 的突变,从而致癌。

残肾上可发生任何组织学类型的癌,其中未分化型腺癌(特别是印戒细胞癌)略多。胃癌术后残肾上发生的癌组织学类型可与前次术后病理不同。

CRS 的治疗与原发胃癌一样,包括病灶切除及根治性淋巴结清扫,R0 切除是影响预后的重要因素。CRS 手术主张采取全残胃切除,消化道重建一般采取 Roux-en-Y 经典术式。ESD 用于早期无淋巴结转移、非吻合口 CRS 的治疗。ESD 治疗 CRS 的手术适应证与原发性胃癌相似。

早期诊断是 CRS 预后的关键因素,进展期 CRS 的 5 年生存率约 10%~20%。影响 CRS 预后的独立因素包括肿瘤组织学类型、浸润深度、是否行根治性切除以及残胃周淋巴结清扫情况。

【特别提示】　　▶ 指残胃上发生的癌,不受首次手术胃疾病性质和术后时间间隔的限制。良性疾病胃切除术毕-Ⅱ式重建更易发生,且多见于吻合口;胃癌胃切除行毕-Ⅰ式重建更易发生,且多见于非吻合口。

　　　　　　　　▶ 可发生任何组织学类型的癌,未分化型腺癌略多;残肾手术的病理组织学类型与前次肾癌手术可有不同。

(朱春鹏　程悦)

四、Barrett 食管腺癌

【病史特点】　　　　男,74 岁,反酸、烧心 2 个月。

　　　　　　　　　　患者 2 个月前出现反酸,伴烧心不适。2 周前查胃镜于食管下段距门齿 32~34cm 见两条纵行糜烂带,贲门齿状线 12 点位置息肉样隆起,病理示腺体高级别上皮内瘤变。EUS 提示病变局限于黏膜层。

【重要辅助检查】　　　胸部及上腹部增强 CT:胸部及上腹部未见明显肿瘤表现,未见明显肿大淋巴结。

【内镜检查】　　　　　贲门齿状线 12 点方向见一黏膜呈 0-Ⅱa 型隆起病变,表面充血发红,大小约 1.5cm,横跨齿状线,表面可见数个残留小岛状鳞状上皮(图 2-3-21A,黑色箭头所示),食管下段齿状线上缘另见数个岛状柱状上皮(图 2-3-21A 黄色箭头所示,图 2-3-21B)。NBI-ME 观察病变表面见明显异型的 MV 和 MS

（图 2-3-21C）。

　　ESD 标本用卢戈氏碘液染色观察，可见病变（图 2-3-21D，蓝色虚线圈所示）主要位于齿状线（图 2-3-21D，黄色虚线所示）上缘，呈明显不染状态，周围正常鳞状上皮呈棕色碘着色改变，肿瘤中央区局部见少许片状碘染色区（图 2-3-21D，绿色虚线所示），病变右侧齿状线区上缘见 2 个片状柱状上皮不染色区。

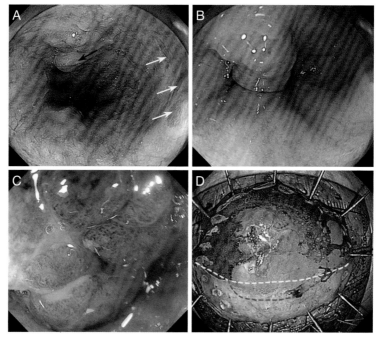

图 2-3-21　白光、NBI-ME 内镜表现

【疾病诊断与治疗】　　内镜发现胃食管连接部一直径约 1.5cm、不伴溃疡、0-Ⅱa 样病变，结合病理诊断为早期胃癌，予 ESD 治疗。术后 1 年随访未见明显异常，临床恢复可。

【病理诊断】　　Barrett 食管腺癌。EGJ，Type 0-Ⅱa+Ⅱc，25mm×20mm，tub1>tub2，pT1a（M），pUL0，Ly0，V0，pHM0，pVM0（图 2-3-22）。

【延伸阅读】　　Barrett 食管腺癌是指来源于 Barrett 食管黏膜的腺癌。在我国，食管腺癌约占食管癌的 5%，约 80% 食管腺癌与 Barrett 食管密切相关，Barrett 食管的癌变率约为 0.6%。

　　Barrett 食管是胃食管反流病的并发症，指食管鳞状上皮与胃柱状上皮的交界线［齿状线，又称 Z 线、SCJ（squamous-columnar junction）］相对于胃食管结合部上移≥1cm，且病理证实食管下段的正常复层鳞状上皮被柱状上皮所取代。根据被

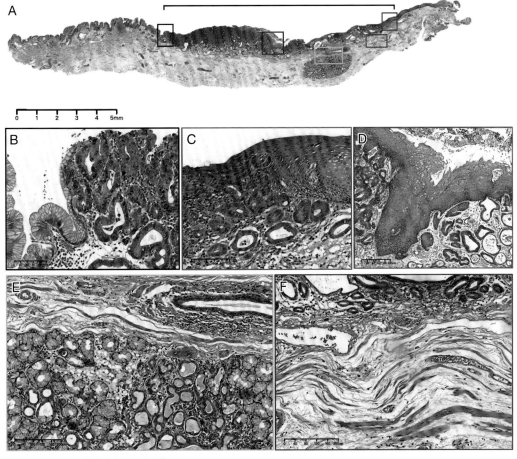

图 2-3-22　Barrett 食管腺癌组织学图像

A. 切片全景视图,肿瘤区域如图所示(▭);B、C. 分别示腺癌与胃黏膜柱状上皮、食管鳞状上皮交界,肿瘤边界清,肿瘤细胞呈不规则管状分布,细胞核圆、深染,核质比升高,核仁明显;D. 示肿瘤区域内残留的正常鳞状上皮岛;E. 食管黏膜下腺,可见腺泡与导管;F. 黏膜肌肌束多层分布。

覆黏膜不同,Barrett 食管有 3 种组织学类型,①胃底上皮样化生:与胃底腺黏膜上皮相似,可见主细胞和壁细胞;②贲门上皮样化生:与贲门腺黏膜上皮相似,有胃小凹和黏液腺,无主细胞和壁细胞;③特殊肠型化生(specific intestinal metaplasia,SIM):与肠型黏膜上皮相似,表面有微绒毛和隐窝,杯状细胞是特征性细胞。其中伴有肠上皮化生的 Barrett 食管发生癌变的风险更大。在美国和德国,食管下段有肠上皮化生才能诊断 Barrett 食管,而在英国和日本,不论是何种类型的食管下段柱状上皮化生均可诊断 Barrett 食管。目前我国 Barrett 食管的诊断为:Barrett 食管是慢性反流性食管炎的并发症,是指食管下段的复层鳞状上皮被化生的柱状上皮替代的一种病理现象,可伴或不伴有肠上皮化生,其中伴有肠上皮化生者属于食管腺癌的癌前病变,至于不伴有肠上皮化生者是否属于癌前病变目前仍有争议。

Barrett 食管内镜下分型如下:

(1)按化生的柱状上皮长度分型:①长段 Barrett 食管:化生的柱状上皮累及食管全周且长度≥3cm;②短段 Barrett 食管:化生的柱状上皮未累及食管全周或虽累及全周但长度为1~3cm。

(2)按内镜下形态分型:全周型、舌型及岛型。

(3)Prague CM 分型:"C" 代表全周型化生黏膜的长度,"M" 代表非全周的化生黏膜的最大长度。如 C2-M4 表示食管全周柱状上皮长度为 2cm,非全周的柱状上皮最大长度为 4cm;C0-M4 则表示无全周型柱状上皮化生,化生柱状上皮黏膜呈舌状伸展,长度为 4cm。Prague CM 系统即是一个标准化的描述系统,在世界各地被广泛应用,内镜医师在诊断 Barrett 食管时要应用 Prague CM 分型描述化生改变的范围,包括圆周范围及最大长度;为明确有无肠上皮化生及异型增生(上皮内瘤变),对全周型病变建议自 EGJ(食管胃交界处)肛侧 0.5cm 起,纵向每间隔 1~2cm 的四壁分别活检 1 块,舌型病变每 1~2cm 最少活检 1 块;对 Barrett 食管但缺少肠上皮化生者,3~5 年内应再次予以内镜检查并活检。

Barrett 食管腺癌内镜下典型表现为:①0-Ⅱa 最多见;②0点到 2 点方向黏膜发红;③表面黏膜出现红色小结节或形态不规则,如发现黏膜形态破坏或糜烂病灶则提示肿瘤浸润可能。推荐早期食管腺癌及癌前病变的内镜下分型采用巴黎分型。根据靛胭脂喷洒后的不同形态表现,可将黏膜表面形态分为脊状/绒毛型、环型、不规则型/扭曲型。规则脊状的黏膜诊断上皮化生的敏感度约为 71%,而不规则的黏膜表面形态诊断高级别上皮内瘤变和早期腺癌的敏感度和特异度分别为 83% 和 88%。冰醋酸可诱导细胞内蛋白质变性,与柱状上皮反应呈红色,与鳞状上皮反应呈白色,结合靶向活检亦可提高食管远端岛状柱状上皮的检出率。冰醋酸喷洒可使肠上皮化生上皮明显凸起,结合放大内镜观察可见小肠上皮化生的上皮绒毛结构,结合靶向活检行病理学检查予以诊断。冰醋酸联合放大内镜检查诊断高级别上皮内瘤变和早期腺癌的敏感度达 96.7%,特异度为

66.5%。

　　CT、PET/CT（正电子发射计算机体层显像仪）可用来判断食管癌 N 分期，但其敏感度及特异度较低，分别为 57% 和 85%，因此 CT、PET/CT 在诊断有无淋巴结转移方面是不可靠的。EUS 高频探头对于区分浸润至黏膜层或黏膜下层的准确率可达 75%~95%，对于食管癌淋巴结分期的诊断准确率为 68%~86%，对可疑淋巴结的 EUS-FNA（超声内镜引导细针穿刺抽吸术）可将食管癌淋巴结转移情况的术前判断准确率提高至 90% 以上。与 CT、PET/CT 相比，EUS 是进行食管癌 N 分期准确率最高的方法。

　　Barrett 食管腺癌组织学类型与胃腺癌相同，包括乳头状腺癌、管状腺癌、黏液腺癌和印戒细胞癌等，其中乳头状腺癌和管状腺癌较为常见，印戒细胞癌较远端胃少见。Barrett 食管腺癌发生的关键分子途径尚未完全明确，目前研究认为 Barrett 食管中的大部分肿瘤通过"基因组倍增途径"形成，即先发生 TP53 突变，随后全基因组倍增导致基因组不稳定、癌基因扩增和恶性转化，该途径导致癌症发生的速度远快于基因变异逐步累积的传统途径。此外，Barrett 食管腺癌中也可观察到抑癌基因 P16（CDKN2A）和原癌基因 cyclin D1 的变异。

　　病理上诊断 Barrett 食管腺癌还是胃贲门腺癌，要掌握其是否存在 Barrett 食管的四个组织学特征：①食管固有腺和导管；②鳞状上皮岛；③组织学的栅状血管；④黏膜肌层的双层化。理论上，在柱状上皮黏膜内只要发现上述任一特征，在组织学上都可以诊断为 Barrett 食管，如果能够明确腺癌周围存在 Barrett 上皮，则可诊断为 Barrett 食管腺癌。在临床实践中，还需要结合齿状线位置。

　　关于 Barrett 食管腺癌浸润深度 SM1 的定义，是参照食管癌的 200μm 还是胃癌的 500μm 曾经存在争议。基于日本 13 家单位共同收集的外科及内镜下切除的 Barrett 食管腺癌病例，直径≤3cm 的分化型腺癌，脉管侵犯均阴性，T1b-SM 500μm 以内未发现淋巴结转移（0/32），表明对于食管腺癌及食管胃交界部癌的 SM1 定义为 500μm 是合适的。2015 年欧洲胃肠 ESD 指南规定食管腺癌浸润深度评估同胃的腺癌，即以 5(为界定值，2017 版日本食管癌处理规约也指出食管腺癌 不同于食管鳞癌。

内镜治疗是早期 Barrett 食管腺癌的首选,目前尚无证据显示哪一类药物可以使化生的柱状上皮逆转或预防其癌变。不推荐使用质子泵抑制剂来预防食管异型增生(上皮内瘤变)和食管腺癌,只限于通过抑酸治疗改善胃食管反流的症状。

【特别提示】

▶ 发生于 Barrett 食管,0-Ⅱa 型病灶;0 点到 2 点方向黏膜发红。

▶ 组织学类型与胃腺癌相同,其中乳头状腺癌和管状腺癌较为常见,印戒细胞癌较远端胃少见。

（朱春鹏　叶俊　宋楷）

参考文献

1. ZHENG C,XU G,TANG D,et al. A Retrospective Cohort Study of Factors Influencing Lymph Node Metastasis in Patients With Early Gastric Papillary Adenocarcinoma [J]. Clin Transl Gastroenterol,2022, 13(12):e00519.

2. SHIN S Y,KIM J H,KOOK M C,et al. Clinicopathologic Features of Submucosal Papillary Gastric Cancer Differ from Those of Other Differentiated-Type Histologies [J]. Gut Liver,2021,15(1):44-52.

3. TSURUTA S,KOHASHI K,YAMADA Y,et al. Solid-type poorly differentiated adenocarcinoma of the stomach:Deficiency of mismatch repair and SWI/SNF complex [J]. Cancer Science,2020,111(3):1008-1019.

4. SHU Y,ZHANG W,HOU Q,et al. Prognostic significance of frequent CLDN18-ARHGAP26/6 fusion in gastric signet-ring cell cancer [J]. Nat Commun,2018,9(1):2447.

5. MISUMI Y,ICHIHARA S,NONAKA K,et al. Gastric Signet-Ring Cell Carcinoma That Presented as an Elevated Lesion due to Fibromuscular Obliteration in the Lamina Propria [J]. Case Rep Gastrointest Med, 2021,2021:2887256.

6. MURAI K,TAKIZAWA K,SHIMODA T,et al. Effect of double-layer structure in intramucosal gastric signet-ring cell carcinoma on lymph node metastasis:a retrospective,single-center study [J]. Gastric Cancer,2019,22(4):751-758.

7. KAO Y C,FANG W L,WANG R F,et al. Clinicopathological differences in signet ring cell adenocarcinoma between early and advanced gastric cancer [J]. Gastric Cancer,2019,22(2):255-263.

8. NAGTEGAAL I D,ODZE R D,KLIMSTRA D,et al. The 2019 WHO classification of tumours of the digestive system [J]. Histopathology,2020,76(2):182-188.

9. DEPREZ P H,MOONS L M G,O'TOOLE D,et al. Endoscopic management of subepithelial lesions including neuroendocrine neoplasms:European Society of Gastrointestinal Endoscopy(ESGE)Guideline [J]. Endoscopy,2022,54(4):412-429.

10. PANSA A,SAMA L,RUSPI L,et al. Glomus tumor of the stomach:a systematic review and illustrative case report [J]. Dig Dis,2023,41(1):17-33.

11. TANG X,ZHANG M,HE Q,et al. Histological Differentiated/Undifferentiated Mixed Type Should Not Be Considered as a Non-Curative Factor of Endoscopic Resection for Patients With Early Gastric Cancer [J]. Front Oncol,2020,10:1743.

12. OZEKI Y, HIRASAWA K, KOBAYASHI R, et al. Histopathological validation of magnifying endoscopy for diagnosis of mixed-histological-type early gastric cancer［J］. World J Gastroenterol, 2020, 26（36）: 5450-5462.

13. Cives M, Strosberg J R. Gastroenteropancreatic Neuroendocrine Tumors［J］. CA Cancer J Clin, 2018, 68（6）: 471-487.

14. SCHERUBL H, CADIOT G. Early Gastroenteropancreatic Neuroendocrine Tumors: Endoscopic Therapy and Surveillance［J］. Visc Med, 2017, 33（5）: 332-338.

15. Hirasawa T, YAMAMOTO N, SANO T. Is endoscopic resection appropriate for type 3 gastric neuroendocrine tumors? Retrospective multicenter study［J］. Dig Endosc, 2021, 33（3）: 408-417.

16. SHAH M H, GOLDNER W S, BENSON A B, et al. Neuroendocrine and Adrenal Tumors, Version 2.2021, NCCN Clinical Practice Guidelines in Oncology［J］. J Natl Compr Canc Netw, 2021, 19（7）: 839-868.

17. CHOI N Y, KIM B S, OH S T, et al. Comparative Outcomes in Patients With Small-and Large-Cell Neuroendocrine Carcinoma（NEC）and Mixed Neuroendocrine-Non-Neuroendocrine Neoplasm（MiNEN）of the Stomach［J］. Am Surg, 2021, 87（4）: 631-637.

18. IWAMOTO M, GOTODA T, NODA Y, et al. Gastric Neuroendocrine Carcinoma with Rapid Progression［J］. Intern Med, 2020, 59（10）: 1271-1276.

19. 中平, 博子·他. 胃内分泌細胞癌 の内視鏡所見 の特徴-胃内分泌腫瘍 との比較 から［J］. 胃と腸, 2017, 52（4）: 413-422.

20. CHENG Y, ZHOU X, XU K, et al. Very low risk of lymph node metastasis in Epstein-Barr virus-associated early gastric carcinoma with lymphoid stroma［J］. BMC gastroenterology, 2020, 20（1）: 273.

21. GULLO I, OLIVEIRA P, ATHELOGOU M, et al. New insights into the inflamed tumor immune microenvironment of gastric cancer with lymphoid stroma: from morphology and digital analysis to gene expression［J］. Gastric Cancer, 2019, 22（1）: 77-90.

22. YAMADA R, HORIGUCHI S I, ONISHI T, et al. Early Gastric Cancer with Purely Enteroblastic Differentiation and No Conventional Adenocarcinoma Component［J］. Case Rep Pathol, 2018, 2018: 3620293.

23. IKEZAWA N, TANAKA S, KAKU H, et al. Early gastric cancer involving a pure enteroblastic differentiation component that was curatively resected via endoscopic submucosal dissection［J］. Clin J Gastroenterol, 2020, 13（4）: 512-516.

24. CHEN E B, WEI Y C, LIU H N, et al. Hepatoid Adenocarcinoma of Stomach: Emphasis on the Clinical Relationship with Alpha-Fetoprotein-Positive Gastric Cancer［J］. Biomed Res Int, 2019, 2019: 6710428.

25. LIN J X, WANG Z K, HONG Q Q, et al. Assessment of Clinicopathological Characteristics and Development of an Individualized Prognostic Model for Patients With Hepatoid Adenocarcinoma of the Stomach［J］. JAMA Netw Open, 2021, 4（10）: e2128217.

26. UEYAMA H, YAO T, AKAZAWA Y, et al. Gastric epithelial neoplasm of fundic-gland mucosa lineage: proposal for a new classification in association with gastric adenocarcinoma of fundic-gland type［J］. J Gastroenterol, 2021, 56（9）: 814-828.

27. USHIKU T, KUNITA A, KURODA R, et al. Oxyntic gland neoplasm of the stomach: expanding the spectrum and proposal of terminology［J］. Mod Pathol, 2020, 33（2）: 206-216.

28. Imamura K, Yao K, Nimura S, et al. Characteristic endoscopic findings of gastric adenocarcinoma of fundic-gland mucosa type［J］. Gastric Cancer, 2021, 24（6）: 1307-1319.

29. UEYAMA H, YAO T, NAKASHIMA Y, et al. Gastric adenocarcinoma of fundic gland type（chief cell

predominant type):proposal for a new entity of gastric adenocarcinoma [J]. Am J Surg Pathol,2010,34(5): 609-619.

30. AKCE M,JIANG R,ALESE O B,et al. Gastric squamous cell carcinoma and gastric adenosquamous carcinoma,clinical features and outcomes of rare clinical entities:a National Cancer Database(NCDB) analysis [J]. J Gastrointest Oncol,2019,10(1):85-94.

31. 高見 一弘 三康,小林 照忠,森谷 卓也,et al. 詳細 な病理組織学的検討 により 診断 された胃未分 化癌 の1例[J]. 日本消化器外科学会雑誌,2018,41(1):52-56.

32. FUJITA Y,UESUGI N,SUGIMOTO R,et al. Analysis of clinicopathological and molecular features of crawling-type gastric adenocarcinoma [J]. Diagn Pathol,2020,15(1):111.

33. JUKIC Z,BACALJA J,KRISTEK J,et al. Extremely Well-Differentiated Gastric Adenocarcinoma Arising in Pylorus with Minor Diffuse Adenocarcinoma Component [J]. J Gastrointest Cancer,2018,49(1):75- 77.

34. 岩下 明德,田邉 寛,太田 敦子,et al. 早期胃癌 の臨床病理像 の変遷 と超高分化腺癌 の概念·分類 [J]. 日本消化器 がん検診学会雑誌,2020,58(Supplement 1):524.

35. 八尾隆史,仲程纯,山城雄也. 胃型低异型度分化型胃癌的发生率与临床病理学特征[J]. 胃与肠, 2021,53(1):9-15.

36. MUTHUSAMY V R,WANI S,GYAWALI C P. AGA Clinical Practice Update on New Technology and Innovation for Surveillance and Screening in Barrett's Esophagus:Expert Review [J]. Clin Gastroenterol Hepatol,2022,20(12):2696-2706.

37. SHAHEEN N J,FALK G W,IYER P G,et al. Diagnosis and Management of Barrett's Esophagus:An Updated ACG Guideline [J]. Am J Gastroenterol,2022,117(4):559-587.

第三章
非上皮性肿瘤

第一节 软组织肿瘤

一、胃肠间质瘤

【病史特点】　　　　女,58岁,发现胃部肿物1年。

患者1年前胃镜发现胃体部肿物,考虑为黏膜下病变,超声胃镜考虑胃肠间质瘤。患者无不适症状。

【重要辅助检查】　　全腹部增强CT:胃体上部小弯侧轮廓外见一结节,大小约22mm×18mm(图3-1-1A,箭头所示),增强后明显强化(图3-1-1B,箭头所示),边界清,邻近胃壁受压,胃肠间质瘤考虑。

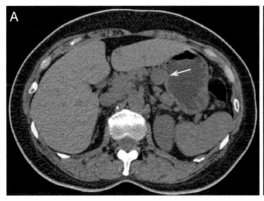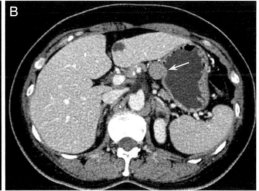

图3-1-1　全腹增强CT

【内镜检查】　　　　胃体上部小弯可见一直径约1.5cm隆起,表面光滑(图3-1-2A、B)。EUS所见:病灶处可见低回声团块,横截面大小约19.3mm×19.6mm,呈椭圆形,向腔外突出,边界清楚,内部回声不均匀,起源于固有肌层(图3-1-2C,箭头所示),EUS提示胃肠间质瘤考虑。

【疾病诊断与治疗】　内镜发现一直径约1.5cm、黏膜下肿瘤、表面无溃疡,结合CT及EUS考虑胃肠间质瘤(腔内外型)。予以内镜下全层切除

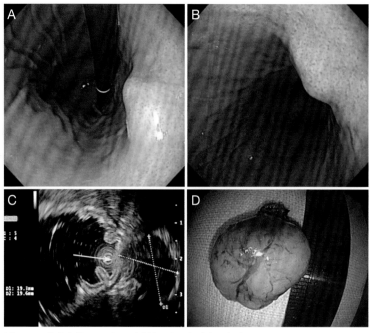

图 3-1-2　白光内镜、EUS 表现及内镜下全层切除术后标本

术（endoscopic full-thickness resection，EFTR）治疗（术后标本见图 3-1-2D）。

【病理诊断】　　　胃肠间质瘤（GIST），梭形细胞型，大小 2.1cm×1.5cm，核分裂象<5 个/5mm²，临床危险度评估：低危（图 3-1-3，图 3-1-4）。

【延伸阅读】　　　胃肠间质瘤（gastrointestinal stromal tumors，GIST）是消化系统最常见的间叶源性肿瘤，向 Cajal 间质细胞分化，生物学行为多样。GIST 占胃肠道恶性肿瘤的 1%~3%，估计年发病率约为 1/10 万~1.5/10 万，好发于中老年，男女发病率无明显差异。胃（50%~70%）和小肠（20%~30%）常见，结直肠（5%~10%）和食管（小于 5%）相对少见，腹膜及网膜部位亦可见。

大部分 GIST 患者无症状，多因其他原因检查时发现。GIST 内镜下表现为黏膜下占位，病变较小时为单纯的球状或半球状黏膜下隆起，病变逐渐变大则出现典型的桥形皱襞，少数伴有溃疡、出血。超声内镜下，GIST 与平滑肌源性肿瘤难以鉴别，一般为低回声病灶，内部回声均匀，偶也可出现不均匀回声或液化区及钙化灶；病灶多起源于固有肌层，少数起源于黏膜肌层，极少数起源于黏膜下层、浆膜层及其网膜。高危型胃间质瘤通常病灶较大，呈分叶状，表面不光整或伴有溃疡，内部回

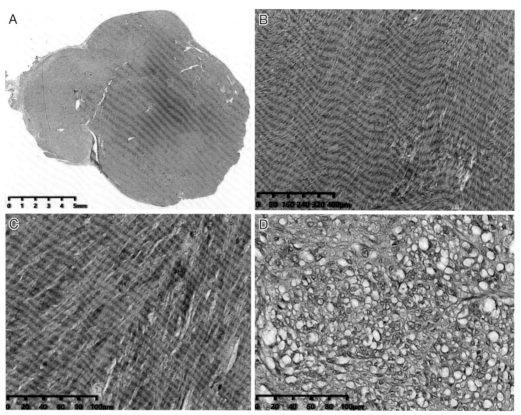

图 3-1-3　胃肠间质瘤病理组织学图像

A. 低倍视野,肿瘤外观呈结节状,周界相对清楚;B. 中倍视野,梭形细胞呈束状排列;C. 高倍视野,肿瘤
细胞核端平钝,呈雪茄样,类似平滑肌肿瘤;D. 高倍视野,可见特征性核旁空泡。

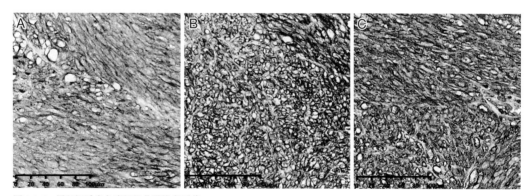

图 3-1-4　胃肠间质瘤免疫组织化学染色图像

A. CD117 示肿瘤细胞质弥漫阳性;B. DOG1 示肿瘤细胞质弥漫阳性;C. CD34 示肿瘤细胞质弥漫阳性。

声明显不均匀或有液化,病灶边缘与周围组织分界不清,邻近胃壁层次结构破坏,部分胃周邻近部位有转移灶。

由于术前活检可造成肿瘤破裂、出血,增加肿瘤播散的风险,对于肿瘤可完整切除且不影响脏器功能者,可直接切除而无须活检。复发转移性 GIST 或手术治疗前要进行靶向治疗降期的患者,需进行穿刺活检明确诊断,则推荐 EUS-FNA 作为首选的活检方式。

GIST 治疗以手术及药物为主,目前,内镜已开始作为一部分 GIST 的常规治疗手段。目前内镜治疗适应证为:直径≤2cm,瘤体短时间内增大及患者治疗意愿强烈;直径 2~5cm,术前应全面评估以除外淋巴结或远处转移,且应确保肿瘤可完整切除。GIST 内镜治疗前均应常规行 CT、内镜及 EUS 评估。肿瘤黏膜面溃疡、内部坏死、形状不规则、边缘模糊浸润、供血/引流血管扩张、邻近脏器侵犯常提示为高危征象。GIST 内镜下治疗方式有 ESD、EFTR 及 STER 等。一般情况下,直径 2~5cm,术前 EUS 或 CT 评估向腔内生长的 GIST 可采用 ESD,而起源于固有肌层,并向浆膜外生长及 ESD 术中发现瘤体与浆膜层紧密粘连而无法分离的 GIST 则可采用 EFTR。此外,贲门、胃大弯等易建立隧道部位的 GIST 亦可采用 STER。

GIST 组织形态上以梭形细胞型为主,其他包括上皮样型、混合型及多形性型等。梭形细胞型 GIST 由相对均一、排列为短束状或螺旋状的嗜酸性细胞构成。相比平滑肌瘤,其嗜酸性细胞质更浅淡且常有纤丝外观。细胞核往往均一,可能存在近核细胞质空泡及核栅栏状排列。多数情况下间质胶原极少,而间质出血是常见特征。很少出现明显的细胞学多形性,若出现则应考虑其他诊断的可能。上皮样细胞型 GIST 由圆形细胞组成,可表现为程度不一的嗜酸性或透明细胞质,细胞核往往为圆形或椭圆形,伴空泡状染色质,此类肿瘤可呈巢样结构,需要与上皮性肿瘤或黑色素细胞肿瘤鉴别。混合型 GIST 可存在梭形细胞与上皮样细胞之间明显的过渡区域,或全部为这两类细胞的复杂交织。

免疫组化 CD117 与 DOG1 是诊断 GIST 敏感度和特异度最高的 2 个分子标记物。约 95% 的 GIST 为 CD117 阳性,且大多是由于已知的 c-KIT 基因突变,但一些表达 CD117 的 GIST 没有 c-KIT 基因突变。GIST 常见的分子改变为 c-KIT 基因和血小板源性生长因子受体 α（*PDGFRA*）基因突变，其检测用于免疫组化 CD117 阴性的疑难病例诊断、野生型 GIST（无 *c-KIT* 基因及 *PDGFRA* 基因突变）的鉴别及分子靶向药物治疗选择和疗效评估等。值得注意的是，上皮样细胞型 GIST 更多为 *PDGFRA* 基因突变。

肿瘤大小、核分裂象计数、原发部位及术中完整性等均可影响 GIST 的预后，肿瘤破裂的评估由手术施行者进行。以下几种情形属于肿瘤破裂：①肿瘤完整性受到破坏（破裂），合并或不合并肿瘤组织细胞溢出；②血性腹水；③肿瘤部位的胃肠道穿孔；④分块切除肿瘤、肿瘤的切开和肿瘤内解剖。以下 4 种情况不纳入 GIST 危险度分级的肿瘤破裂范畴：①肿瘤部位的黏膜缺损、肿瘤向胃肠道腔内破裂穿孔或造成消化道出血；②镜下肿瘤细胞的腹膜浸透（T4a）或仅有医源性的腹膜破损；③未发生并发症的经浆膜面空芯针或细针穿刺活检；④R1 切除（显微镜下残留）者。

目前，已有多种评估系统用于评估原发可切除 GIST 术后复发风险，较常用的为美国国立卫生研究院（NIH）的 2008 改良版（表 3-1-1）。对于 GIST 内镜治疗后危险度分级为中高危的患者，需行基因检测，基因检测位点至少应包括 *c-KIT* 基因 exon 9、11、13 和 17 号以及 *PDGFRA* 基因 exon 12、18，不同位点的突变与分子靶向治疗及疗效相关。*c-KIT* 突变中 exon 13 突变预后相对好。exon 11 缺失突变较非缺失突变预后差，特别是 557~558 缺失突变生物学行为较其他缺失突变更差。exon 9 突变型 GIST 对伊马替尼敏感性相对较差，*PDGFRA* 突变型 GIST 病人整体预后较好，但 exon 18   D842V 突变型 GIST 对伊马替尼、舒尼替尼及瑞戈非尼等均原发耐药，可以考虑阿伐替尼治疗。综合目前的国内外临床实践指南，建议高危 GIST 及非胃来源中危 GIST 病人接受≥3 年伊马替尼辅助治疗，胃来源中危 GIST 病人辅助治疗应≥1 年，辅助治疗标准剂量为 400mg/d。为病人制定辅助治疗方案时除依据病人危险度分级外，还应同时结合肿瘤组织形态学特征、基因突变具体类型及术中情况等综合考虑，如对肿瘤最大径接近 5cm 但危险度分级为低危的非胃 GIST 或肿瘤破裂的 GIST 可酌情予以伊马替尼辅助治疗或延长辅助治疗时间。

表 3-1-1　2008 改良的 NIH 风险分级

危险度分级	肿瘤大小/cm	核分裂数/50HPF	原发肿瘤部位
极低危	<2.0	≤5	任意部位
低危	2.1~5.0	≤5	任意部位
中危	2.1~5.0	>5	胃
	<5.0	6~10	任意部位
	5.1~10.0	≤5	胃
高危	任意	任意	肿瘤破裂
	>10	任意	任意部位
	任意	>10	任意部位
	>5	>5	任意部位
	2.1~5.0	>5	非胃
	5.1~10.0	≤5	非胃

【特别提示】　　▶ SMT 样隆起伴黏膜桥;EUS 示起源于固有肌层/黏膜肌层,均匀低回声病灶;病灶大、分叶状、伴溃疡、不均匀回声/液化、胃壁结构层次破坏为高危征象。

　　▶ 形态上以梭形细胞型为主,其他包括上皮样型、混合型及多形性型等;免疫组化 CD117 与 DOG1 多阳性;常见的分子改变为 *c-KIT* 基因和 *PDGFRA* 基因突变。

（谢传高　段容）

二、平滑肌肿瘤

01
平滑肌瘤

【病史特点】　　　　　　女,58 岁,发现胃体黏膜下隆起 3 年。

　　　　　　　　　　　　患者 3 年前胃镜发现胃体部黏膜下肿瘤,表面黏膜光滑。1 周前我院超声胃镜考虑为胃肠间质瘤。

　　　　　　　　　　　　既往哮喘病史,无其余慢性疾病及长期服药史。

【重要辅助检查】　　　　胃增强 CT:胃位中部后壁见一小结节,黏膜线未见明显破坏,边界清,形态规则,大小约 11mm×6mm,增强扫描较度强化,提示异位胰腺或神经鞘瘤可能(图 3-1-5)。

【内镜检查】　　　　　　胃体上部后壁见一大小约 1.2cm 黏膜下隆起,表面光滑,

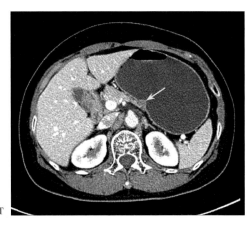

图 3-1-5　胃增强 CT

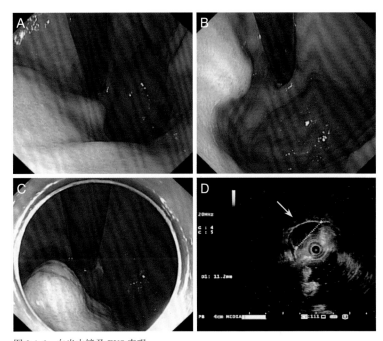

图 3-1-6　白光内镜及 EUS 表现

中央无溃疡,无黏膜桥形成(图 3-1-6A~C)。超声内镜首先考虑胃肠间质瘤,见病灶处可呈低回声团块,横截面约 11.2mm,边界清楚,内部回声均匀,起源于固有肌层(图 3-1-6D,箭头所示)。

【疾病诊断与治疗】　　内镜发现一直径约 1cm、无溃疡、黏膜下肿物,结合 CT 和 EUS 考虑胃肠间质瘤(腔内型),予以内镜黏膜下挖除术(ESE)。

【病理诊断】　　平滑肌瘤。大小 0.8cm×0.5cm(图 3-1-7)。

【延伸阅读】　　胃平滑肌瘤(Leiomyoma)为胃平滑肌起源的良性间叶源性肿瘤,约占所有胃 SMT 的 2.5%,多位于胃上 1/3,直径为 1.3~4.7cm,平均 3.6cm,好发于 50~70 岁,男女比例无明显差异。

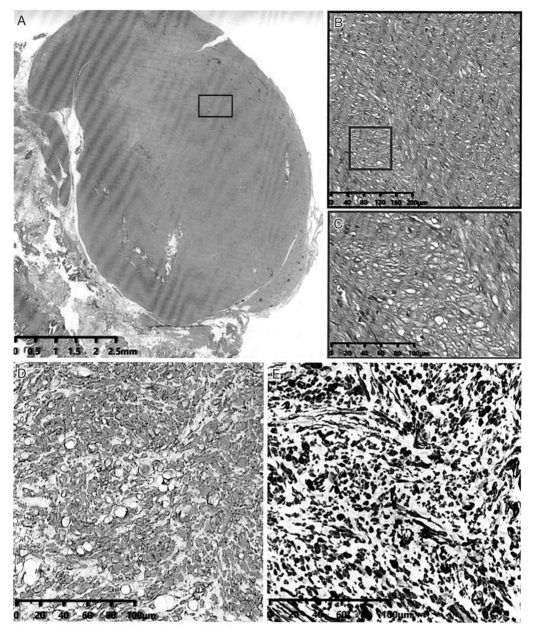

图 3-1-7　平滑肌瘤病理组织学及免疫组织化学染色图像

A. 低倍视野,肿瘤外观呈结节状,界线清楚;B. 中倍视野,梭形细胞呈条束状排列;C. 高倍视野,肿瘤细胞较稀疏、分散,细胞质呈深嗜伊红色,细胞边界不清;D. SMA 示肿瘤细胞质弥漫阳性;E. Desmin 示肿瘤细胞质弥漫阳性。

平滑肌瘤在临床上主要和 GIST 鉴别。直径大于 1cm 的胃平滑肌瘤好发于贲门,且容易累及食管胃结合部。EUS 下,平滑肌瘤通常表现为低回声改变,回声均匀,病灶边界清晰规则,起源于固有肌层/黏膜肌层,而 GIST 回声较平滑肌瘤强,且回声比平滑肌瘤更不均匀,回声图像更为多样。增强 CT 上平滑肌瘤病灶可表现轻度均匀强化,其强化程度相对于 GIST 较低,且长径短径比值较 GIST 大。总体而言,两者的超声内镜及影像学特征相似,临床上常很难鉴别,需病理明确诊断。

平滑肌瘤境界清楚;多由梭形细胞构成,细胞稀疏、分散,胞质嗜酸,呈条束状、旋涡状或栅栏状排列。免疫组化肌源性标记(Desmin、SMA、Calponin)弥漫阳性,CD117、DOG-1 阴性,可与 GIST 鉴别。

平滑肌瘤为良性肿瘤,既往被认为基本无恶变风险。但近期有同时包含平滑肌瘤和平滑肌肉瘤成分的胃内病例报道。

【特别提示】　　　▶ SMT 样隆起;EUS 起源于固有肌层/黏膜肌层,均匀低回声,边界清。

▶ 由呈条束状、旋涡状或栅栏状排列的梭形细胞构成,胞质嗜酸性;肌源性标记(SMA、Desmin、Calponin 等)阳性。

(李培伟　段容)

平滑肌肉瘤

【病史特点】　　　男,69 岁,中上腹灼烧不适 3 天,黑便 1 天。

患者 3 天前出现中上腹烧灼不适,稍感头晕乏力。1 天前出现黑便 2 次,查胃镜发现胃底肿物,活检病理诊断平滑肌肉瘤。

既往高血压病史、脑出血病史。

【重要辅助检查】　　暂无。

【内镜检查】　　　胃底近贲门处见一直径约 4cm 类圆形隆起,亚蒂(图 3-1-8A),肿块表面充血、红白相间,呈分叶状(图 3-1-8B),触之易出血。

【疾病诊断与治疗】　内镜发现一直径约 4cm 肿物,病理诊断平滑肌肉瘤,予以外科手术治疗。

【病理诊断】　　　平滑肌肉瘤(图 3-1-9、图 3-1-10)。

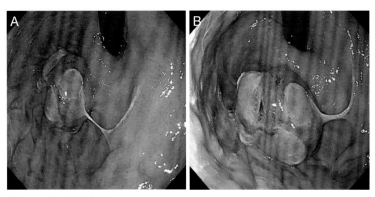

图 3-1-8　白光内镜表现

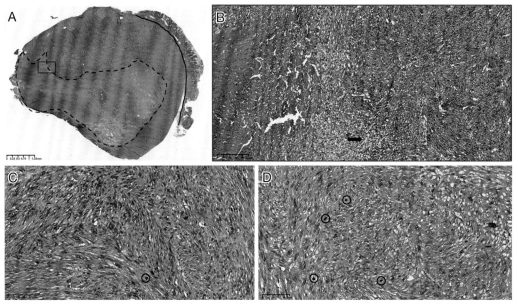

图 3-1-9　平滑肌肉瘤病理组织学图像

A. 切片全景图,肿瘤位于黏膜下层,与周围正常胃黏膜界线清楚(黑色实线),肿瘤可见大片凝固性坏死(黑色封闭曲线);B. 肿瘤间质黏液样变(➡);C. 高倍视野,梭形细胞交叉束状排列,细胞核细长、深染,两端钝圆,细胞浆嗜酸;D. 肿瘤区域核分裂易见(O);

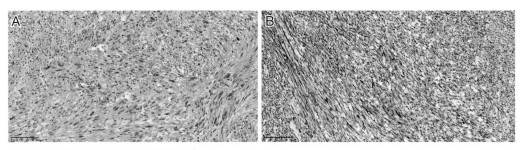

图 3-1-10　平滑肌肉瘤免疫组织化学染色图像

A. 免疫组化标记 SMA,肿瘤细胞呈弥漫胞质阳性;B. 免疫组化标记 Desmin,肿瘤细胞呈弥漫胞质阳性。

【延伸阅读】

胃平滑肌肉瘤（gastric-leiomyosarcoma，G-LMS）是起源于胃平滑肌细胞的罕见恶性间叶源性肿瘤。胃肠道平滑肌肉瘤中以小肠为主，胃最为少见。

G-LMS症状无特异性，常见的症状有消化道出血、腹痛和体重减轻等。男女比例为10∶7，年龄3~74岁（中位年龄51岁），病灶大小为1~18cm（平均7.2cm），最常见于胃体，其次是胃窦和胃底。

内镜下表现差异很大，主要为伴或不伴有溃疡的黏膜下肿块或息肉样隆起。影像学上与表现为实心光滑轮廓肿块的GIST相比，G-LMS通常表现为具有不同程度坏死、钙化和不均匀强化的肿块。

G-LMS显微镜下由丰富的梭形细胞交织状排列，细胞密度高，核/质比大，胞质嗜酸性，核钝圆（雪茄型核），异型性明显，核深染，核分裂象易见，部分病例可见肿瘤凝固性坏死，间质黏液变性。在形态学上，有时和GIST鉴别困难。免疫组化梭形细胞表达肌源性标记（SMA、Desmin、Calponin和Caldesmon等），不表达CD117、DOG1，可帮助诊断。

G-LMS确诊时约40%已发生血行转移，常见转移部位为肝脏、肺，淋巴结转移较少（约7%）。手术治疗是G-LMS的标准治疗方法，常规不推荐淋巴结清扫；至于辅助或新辅助治疗，一线化疗的缓解率仅约8%。亦有报道局限于黏膜下层的G-LMS经内镜下ESD局部切除后随访36个月未见复发及转移。

由于G-LMS病例较少，对其预后难以进行有效评估。G-LMS患者死亡率约为17%；而小肠以及结直肠平滑肌肉瘤转移率为55%~71%，小肠患者死亡率25%，结直肠患者死亡率38.5%。

【特别提示】

▶ 胃体多见，SMT样或息肉样隆起。

▶ 由交织状排列的梭形细胞构成，细胞密度高，核/浆比大，胞质嗜酸性，核钝圆（雪茄型核），异型性明显，核深染，核分裂象易见；肌源性标记（SMA、Desmin、Calponin等）阳性。

（张磊 周淑霞 陈旭永 姜珊珊）

三、神经鞘瘤

【病史特点】　　　　　女,31 岁,发现胃部肿物 1 个月。

患者 1 个月前腹部 B 超发现左肝与胃之间低回声结节,考虑胃 GIST。超声胃镜示胃肠间质瘤考虑,神经鞘瘤待排。患者无不适症状。

【重要辅助检查】　　　胃增强 CT 见胃窦小弯侧宽基底外生性结节灶(图 3-1-11,箭头所示),长径约 22mm,与胃壁关系密切,密度均匀,增强后呈轻中度强化,周围浆膜面脂肪间隙清晰。胃周及腹膜后未见明显肿大淋巴结。CT 示胃窦部小弯侧黏膜下肿瘤,考虑神经鞘瘤或间质瘤。

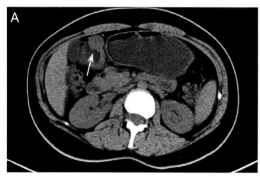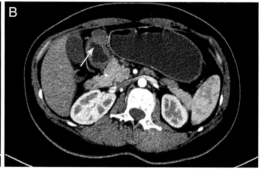

图 3-1-11　胃增强 CT

【内镜检查】　　　　　胃角前壁可见一直径约 2cm 圆形黏膜下隆起,表面光滑,未见溃疡或异常血管,触之质硬,不可滑动(图 3-1-12A、B),周边可见黏膜桥(图 3-1-12B,箭头所示)。超声内镜可见一低回声结节,起源于固有肌层(图 3-1-12C,箭头所示),横截面大小约 2.25cm×1.45cm,内部回声不均,边界清楚,肿物大部分突向腔外。

【疾病诊断与治疗】　　　内镜发现一直径约 2cm 的黏膜下肿瘤,表面无溃疡,考虑神经鞘瘤或间质瘤,予以 EFTR 治疗(术后标本见图 3-1-12D)。术后 1 年随访未见异常。

【病理诊断】　　　　　神经鞘瘤。大小 3.0cm×2.5cm(图 3-1-13)。

【延伸阅读】　　　　　胃神经鞘瘤(Gastric Schwannoma,GS)为具有外周神经鞘膜细胞分化特征的良性间叶源性肿瘤。GS 起源于胃壁神经丛

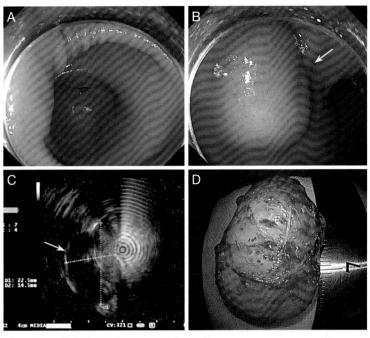

图 3-1-12　白光内镜、EUS 表现及 EFTR 术后标本

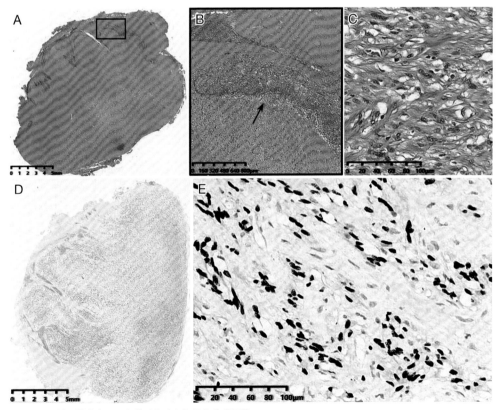

图 3-1-13　神经鞘瘤病理组织学及免疫组织染色化学图像

A. 全景图像,肿瘤界线清楚,无包膜;B. 低倍视野,肿瘤周围可见特征性淋巴细胞套(↗);C. 高倍视野,瘤细胞呈束状交错排列,略呈栅栏状;D、E. 免疫组化标记 SOX10,肿瘤细胞呈弥漫细胞核阳性。

施万细胞,其中肌间神经丛(Auerbach 神经丛)为其主要起源,少部分也可起源于黏膜下神经丛(Meissner 神经丛)。

GS 多发生于中青年女性,常无临床表现,肿瘤过大时可出现梗阻、溃疡、出血等症状。

GS 内镜下表现为黏膜下肿瘤,多发生于胃体,很少见于胃食管交界处。大小在 0.5cm 至 11cm 之间,表面覆盖光滑的胃黏膜,可伴有溃疡、坏死等改变;超声内镜多表现为起源于黏膜下层或固有肌层的低回声或无回声病变,内部可有多层瘤壁,边界清晰,可伴有低-高回声交替所形成的"靶向晕环"。

术前超声内镜与 CT 等影像学有助于与 GIST 鉴别:GS 在超声内镜下缺乏囊性变和钙化,边缘靶向晕环具有诊断特异性,而胃 GIST 可伴囊性或坏死灶;在 CT 及 MRI 等影像学检查中,GS 多为均质肿块,缺乏囊性改变,而胃 GIST 多为非均质肿块,强化程度也较高,出血、坏死、囊性改变多见。

GS 大体呈结节状,边界清楚,切面灰白灰黄色,质韧;与外周神经系统神经鞘瘤相比,GS 肿瘤体积一般较大,无包膜。组织学上,GS 由束状交错排列的梭形细胞组成,略呈栅栏状,Verocay 小体较其他部位神经鞘瘤少见。超过 90% 的肿瘤边缘包绕淋巴细胞套,并可伴有滤泡及生发中心形成。免疫组化表现为神经源性标记物 S100、SOX10 阳性,而 CD117、DOG1 和 Desmin、SMA 均阴性,可与 GIST 及平滑肌瘤鉴别。

GS 为良性肿瘤,生长缓慢,恶性 GS 罕见。迄今为止,全球共报道 11 例恶性 GS,这 11 例患者均以消化道出血或黑便为主要症状,可伴腹痛;内镜下多表现为巨大肿物,表面黏膜坏死、溃疡,可呈结节状、钙化,触之易出血;超声内镜以低回声为主的不均匀回声为主要表现,有时可见丰富血管,CT 表现为不均匀强化,可伴有周围淋巴结肿大。

治疗上可选择内镜下切除(<3cm)、腔镜或开放外科手术,出现穿孔、出血、梗阻等并发症时首选外科手术治疗;若病理提示为恶变,则需联合放化疗及靶向治疗。

【特别提示】　► 胃体多见,SMT 样隆起;起源于黏膜下层/固有肌层,低回声或无回声,边界清,有多层瘤壁。

　　　　　　　► 由束状排列的梭形细胞构成,略呈栅栏状,无包膜,可见淋巴细胞套;神经源性标记(S100、SOX10)阳性。

（王瑜琪　段容）

四、血管球瘤

【病史特点】　　女,57 岁,右上腹不适 1 年余。

　　　　　　　患者 1 年余前出现右上腹不适,1 个月前查胃镜示胃窦隆起性病变,间质瘤考虑。既往“干燥综合征”6 年。

【重要辅助检查】　Pepsinogen Ⅰ 59.7ng/mL↓,Pepsinogen Ⅱ 6.9ng/mL,Pepsinogen Ⅰ/Ⅱ 8.7。胃泌素无殊。Hp 抗体阴性。

　　　　　　　胃癌增强 CT 检查提示:胃窦部前壁局部结节状凸起,大小约 12mm×15mm(图 3-1-14A,箭头所示),增强后动脉期明显强化、静脉期持续强化(图 3-1-14B、C,箭头所示),相应肌层未见明显异常,浆膜面光整。诊断:胃窦壁富血供病灶,血管球瘤首先考虑。

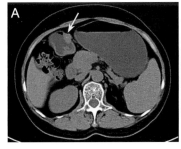
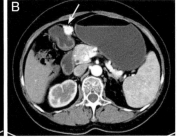
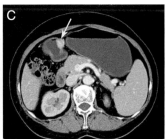

图 3-1-14　胃癌增强 CT

【内镜检查】　　胃窦前壁可见一大小约 2cm 半球状隆起,表面黏膜光滑,局灶可见小片充血(图 3-1-15A、B)。EUS 见病灶处偏低回声团块,内部回声不均,横截面大小约 16mm×8.4mm,呈椭圆形,向腔内突出,起源于黏膜下层(图 3-1-15C)。ESD 标本如图 3-1-15D 所示。

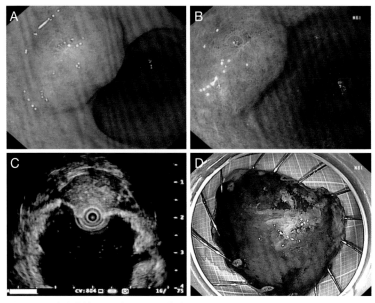

图 3-1-15　白光内镜、EUS 表现及 ESD 标本

【疾病诊断与治疗】　　　内镜发现一直径约 2cm、无溃疡、黏膜下病变,考虑血管球瘤,胃肠间质瘤待排,予 ESD 治疗。术后 1 年随访无异常,临床恢复良好。

【病理诊断】　　　血管球瘤。大小 1.4cm×1.1cm(图 3-1-16)。

【延伸阅读】　　　血管球瘤(glomus tumor,GT)是一种少见的间叶源性肿瘤,绝大多数为良性。肿瘤起自小动静脉吻合结构的血管球体,由类似正常血管球变异平滑肌细胞组成。好发于肢体远端,少数可见于鼻腔、舌下区、气管及肺、泌尿生殖系统、食管、胃肠道、胆管和腹膜等部位,胃部原发 GT 罕见。

胃血管球瘤占胃肠道间叶源性肿瘤约 1%,女性多见(男女比例近似 1∶3),好发于 50~60 岁,胃窦部、幽门常见,发生于大弯的比例显著高于小弯。90% 病例为孤立性。最常见症状是上腹部不适、疼痛、恶心呕吐,甚至可致急性致命性上消化道出血,或为慢性出血导致严重贫血。

内镜检查表现为非特异性黏膜下病变,小而孤立、界线清楚、表面光滑、椭圆形或球形壁内肿块。EUS 表现为不均匀低回声或高回声,肿块富于血管。CT 表现为境界清楚,密度均匀肿块,肿块表面可见结节状凹陷,肿块内部偶见钙化点。增强CT 表现为动脉期明显强化,静脉期持续强化。

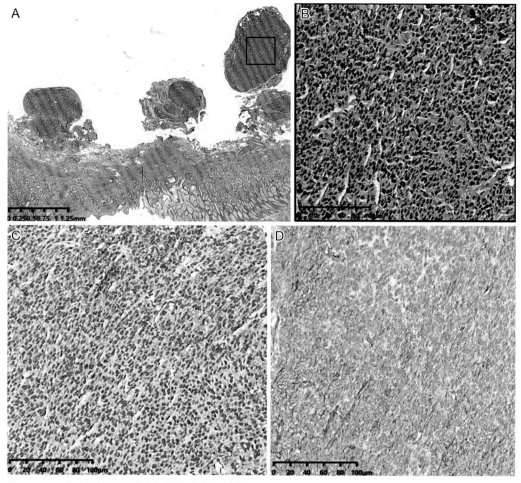

图 3-1-16 血管球瘤病理组织学及免疫组织化学染色图像

A. 低倍视野,肿瘤呈多结节状生长;B. 高倍视野,肿瘤结节由实性片状细胞团围绕裂隙状毛细血管构成,瘤细胞圆形,胞膜清晰,核圆,染色质细腻;C. SMA 示肿瘤细胞质阳性;D. Collagen Ⅳ示肿瘤细胞膜弥漫阳性。

胃血管球瘤通常于胃壁黏膜下层、肌层或浆膜下生长,一般无包膜,但界线清晰,呈分叶状或多结节状生长,结节间由残存的条索状固有肌层分割,常见出血,部分病例可见钙化。肿瘤细胞实性生长,瘤细胞团围绕裂隙状毛细血管排列规则,类似于血管外皮瘤样形态。瘤细胞小圆形、多角形或立方形,大小一致,细胞膜界线较清晰,细胞核无明显异型,核分裂象罕见,通常<2/50HPF。胃血管球瘤免疫组化及分子生物学特征与其他位置类似,肿瘤细胞主要表达 SMA,H-caldesmon、Calponin、Actin、Vimentin、Ⅳ型胶原(Collagen Ⅳ)等,部分病例可表达 Syn 和 CD34 等,一般不表达 CK、CgA、CD56、CD117、DOG1、S-100、

HMB45、Desmin、CD99 等，与神经内分泌肿瘤、胃肠间质瘤及其他小圆细胞肿瘤相鉴别，Ki-67 增殖指数<10%。

大多数胃血管球瘤呈良性病变，偶有恶性病例的报道。恶性血管球瘤的特征有：深部位置且大小超过 2cm；存在不典型的核分裂象；细胞核有显著异型性和不同程度核分裂活性。目前认为当肿瘤的组织学表现存在至少 1 个上述不典型特征时，宜称为"恶性潜能未定的血管球瘤"。胃这一部位通常被定义为"深部"起源，但事实上胃血管球瘤的恶变病例非常罕见，就预后而言，胃血管球瘤不应与其他深部周围软组织起源的血管球瘤等同。

【特别提示】   ▶ 胃窦部、幽门孤立性黏膜下病灶；EUS 不均匀低/高回声，血管丰富，界线清楚。动脉期明显强化及静脉期持续强化是其特征性 CT 表现。

▶ 呈分叶状或多结节状生长；瘤细胞团围绕裂隙状毛细血管排列，类似于血管外皮瘤样形态；细胞小圆形、多角形或立方形，大小一致，细胞膜清晰。

（陆丽芬　段容）

五、钙化性纤维性肿瘤

【病史特点】   女，35 岁，发现胃占位性病变半个月余。

患者半个月余前查胃镜发现胃体上部后壁固有肌层肿瘤，考虑平滑肌瘤。患者无不适症状。

【重要辅助检查】   胃增强 CT：胃体上部见一类圆形隆起，内可见钙化灶（图 3-1-17A，箭头所示），增强后稍见强化（图 3-1-17B，箭头所示）。间质瘤考虑。

【内镜检查】   胃体上部后壁见一椭圆形广基隆起，大小约 1cm，表面光滑（图 3-1-18A）；EUS 见病变位于固有肌层，均质低回声（图 3-1-18B，箭头所示），形态欠规则，呈分叶状，长径 7.3mm。

【疾病诊断与治疗】   内镜发现一直径约 1cm 的黏膜下肿瘤，表面无溃疡，起源于固有肌层，结合 CT 检查，首先考虑间质瘤，予内镜下切除（图 3-1-18C）。

【病理诊断】   钙化性纤维性肿瘤。大小 13mm×10mm（图 3-1-19）。

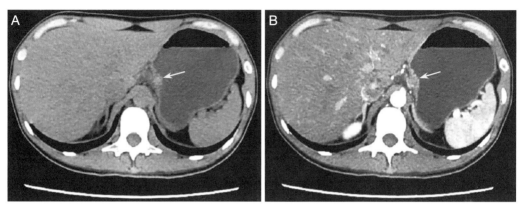

图 3-1-17 胃增强 CT

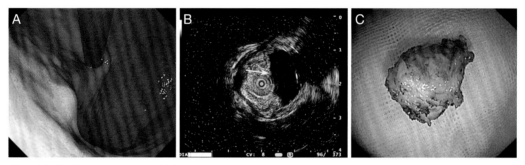

图 3-1-18 白光内镜、EUS 表现及 ESD 标本

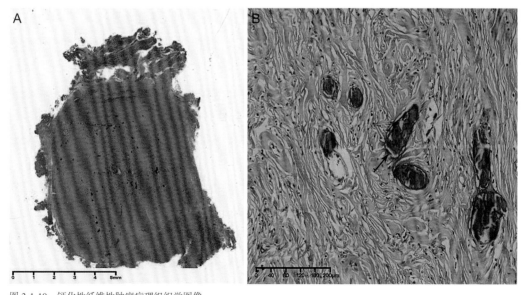

图 3-1-19 钙化性纤维性肿瘤病理组织学图像

A. 低倍视野,肿瘤界线清楚,无包膜;B. 中倍视野,肿瘤由细胞稀少的玻璃样变硬化性纤维组织组成,可见营养不良性或砂砾样钙化(✓)。

　　钙化性纤维性肿瘤（calcifying fibrous tumor，CFT）是一种罕见的良性间叶源性肿瘤，由大量少细胞的胶原化纤维结缔组织组成，伴有慢性炎症和砂粒体样和/或营养不良性钙化。最早于 1988 年由 Rosenthal 和 Abdul-Karim 以"伴砂粒体的儿童纤维性肿瘤"为名称报道，后 Fetsch 等因肿瘤寡细胞、胶原化及有炎症细胞浸润等原因认为其是"假瘤"（炎性肌纤维母细胞瘤）瘤谱的晚期表现，而命名为"钙化性纤维性假瘤"。1993 年 Nascimento 等认为该病变的形态学和免疫组化表型均与炎性肌纤维母细胞瘤不同而称为"钙化性纤维性肿瘤"。第一例胃壁的 CFT 病例于 2001 年由意大利的 Puccio 等报道。

　　CFT 在任何部位均可发病，如肝脏、肾上腺、胰腺、胃肠、纵隔、肺部、腹膜后、皮下、深部软组织、四肢等器官，其中皮下和深部软组织较为多见，胃部少见。多发生在成年人。近年来消化道 CFT 发病率增加，胃是消化道中相对常见的部位。肿瘤直径通常小于 2cm，多在胃镜检查中意外发现。EUS 示病灶起源于黏膜下层/固有肌层，呈低回声/等回声不均匀病灶，伴高回声钙化点，边界清。胃 CFT 的形成是炎症反应性过程，可能与不良饮食习惯等导致的消化道黏膜创伤有关。由于胃 CFT 多见于中青年女性，故推测该病可能与激素水平有关，但其分子机制及遗传学特征尚不清楚。由于 IgG4 相关性疾病引起临床上良性的炎性肿块病变与 CFT 相似，胃 CFT 被认为与 IgG4 相关性疾病有关。IgG4 相关性疾病表现为层状纤维化、淋巴浆细胞浸润和闭塞性静脉炎，其导致假瘤的形成，最常见于胰腺。CFT 同样表现为淋巴浆细胞浸润，CFT 中的致密纤维化常表现为模糊但非经典的层状形态。但是，IgG4 相关疾病，如 I 型自身免疫性胰腺炎的患者常不合并 CFT；IgG4 相关疾病主要诊断标准闭塞性静脉炎也尚未在 CFT 中得到令人信服的证据。

　　胃 CFT 大体上呈卵圆形或分叶状，边界清楚，无包膜，切面呈灰白色实性，质韧，切开时可有砂砾感。组织学上肿瘤由细胞稀少的胶原化纤维结缔组织组成，其间可见数量多少不等的营养不良性钙化或砂砾体，可为局灶性，也可散布于整个病变，间质内可见不同程度的淋巴细胞和浆细胞浸润。病变中梭形细胞表达 CD34、Vimentin 和 FXⅢa，不表达 CD117、S-100、SMA、Desmin、ALK 等标记，可与常见的胃肠间质瘤、神经鞘瘤、平滑肌瘤等进行鉴别；同时也需要与相对少见的炎性纤维性息肉、炎性肌纤维母细胞性肿瘤、孤立性纤维性肿瘤和纤维瘤病等进行鉴别。

内镜治疗是胃 CFT 首选治疗方法,病灶经完整切除后均可达到治愈,术后随访未见复发及转移。迄今为止,尚无 CFT 恶性转化或转移性疾病的报告,也没有因 CFT 导致的死亡报告。

【特别提示】　　　　　▶ 圆形/分叶状病灶,SMT 样隆起。EUS 示起源于黏膜下层/固有肌层,呈低回声/等回声不均匀病灶,伴高回声钙化点,边界清。
　　　　　　　　　　　▶ 由大量少细胞的胶原化纤维结缔组织组成,伴有慢性炎症细胞和砂粒体样和/或营养不良性钙化。

（方诚　段容）

六、脂肪瘤

【病史特点】　　　　　女,57 岁,发现胃占位性病变 20 天。

患者 20 天前行胃镜发现:胃底隆起性病变;后至我院查超声胃镜示贲门隆起,脂肪瘤考虑。患者无不适症状。既往高血压病史。

【重要辅助检查】　　　胃增强 CT:贲门类圆形脂肪样密度影(图 3-1-20A,箭头处),大小约 14mm×9mm,增强后未见异常(图 3-1-20B,箭头处)。贲门部脂肪瘤考虑。

【内镜检查】　　　　　胃体上部小弯近贲门见一类圆形隆起,表面黏膜光滑,大小约 2cm,无黏膜桥(图 3-1-21A~C,箭头所示),EUS 示黏膜下层高回声肿块,内部回声均匀(图 3-1-21D,箭头所示),病变横截面大小为 25mm×12mm,弹性成像以黄绿色为主(图 3-1-21E,箭头所示)。ESD 标本如图 3-1-21F 所示。

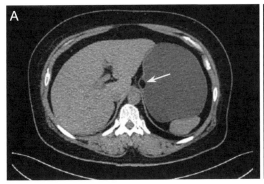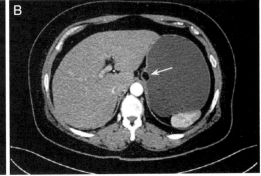

图 3-1-20　胃增强 CT 图

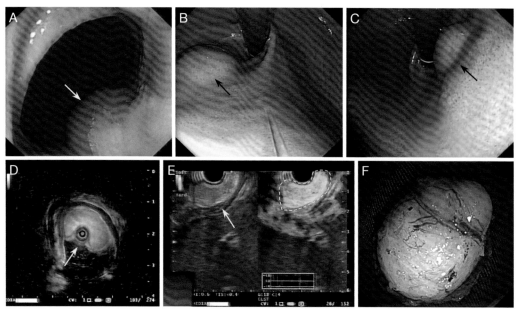

图 3-1-21   白光内镜、EUS 表现及 ESD 标本

【疾病诊断与治疗】   内镜发现一直径约 2cm、无溃疡、黏膜下病变,考虑脂肪瘤,患者治疗意愿强,予以 ESD 治疗。术后 1 年行随访未见明显异常。

【病理诊断】   胃脂肪瘤(图 3-1-22)。

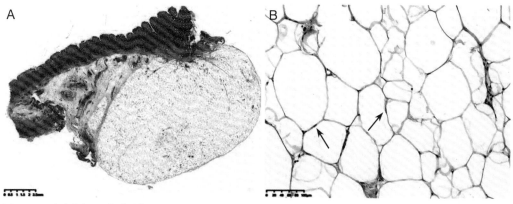

图 3-1-22   脂肪瘤病理组织学图像

A. 低倍视野,肿瘤位于黏膜下层,界线清楚,有薄纤维膜;B. 高倍视野,细胞内含有大的脂滴,将细胞质和细胞核推挤到细胞周边,使细胞核呈扁圆形或新月状(↗)。

【延伸阅读】　　　　　　胃脂肪瘤（gastric lipoma）是由成熟脂肪细胞组成的良性肿瘤,约占胃肿瘤性病变的 1%~3%,好发于中老年人,性别无明显差异。胃窦部多见,多位于黏膜下层,仅少数位于浆膜;一般无症状,巨大者可导致消化道梗阻、溃疡以及急性消化道出血等。

内镜下脂肪瘤多是实性的凸起,表面光滑且呈黄色,比较柔软,用活检钳前端按压时可出现凹陷(枕压征或缓冲垫征)。通常情况下,常规内镜可诊断,必要时 EUS 和 CT 以明确。EUS 的典型表现是均质的高回声,边界清晰,起源于黏膜下层。瘤体较大时病灶深部及其下方第 4、5 层结构可因瘤体所造成的超声波的声衰减而显示欠清。

CT 是胃脂肪瘤诊断最可靠的手段之一。胃脂肪瘤在 CT 上表现为胃占位性病变,伴有 –50~–120HU 的特征性脂肪密度。另一特征性表现为胃脂肪瘤内低密度条索状软组织影,增强后,胃脂肪瘤不强化,但间隔成分可以强化。

大体上表现为边界清楚、包膜菲薄的球形或卵圆形肿块,切面呈黄色,质软,往往呈分叶状,并有油腻光泽。组织学上肿瘤由分化成熟的脂肪细胞构成,大小和形态基本上一致,呈圆形或多边形,细胞内含有大的脂滴,将细胞核推挤到细胞的周边,使细胞核呈扁圆形或新月状。成熟脂肪细胞表达 S-100,而 MDM2 及 CDK4 阴性,可以与高分化脂肪肉瘤鉴别。

脂肪瘤一般不需要治疗,除非合并有出血或梗阻才需要切除。对极少数无法与脂肪肉瘤或其他疾病鉴别者,也建议行切除术。治疗方式首选内镜下治疗,若内镜下无法切除可选择外科手术治疗。

【特别提示】　　　▶ 胃窦部,黄色质软 SMT 样病灶,枕压征/缓冲垫征,表面光滑;EUS 黏膜下层起源,均质高回声,边界清。

▶ 由分化成熟的脂肪细胞构成,细胞圆形或多边形,含大脂滴,核推挤到周边,呈扁圆形或新月状。

(朱春鹏　段容)

第二节　淋巴瘤

　　胃淋巴瘤是最常见的结外淋巴瘤,占淋巴瘤的 10%,占胃肠道淋巴瘤的 68%~75%,占胃部肿瘤的 3%~5%。最常见的组织学类型为弥漫性大 B 细胞淋巴瘤(45%~59%)和黏膜相关淋巴组织结外边缘区淋巴瘤(38%~48%),其余为套细胞淋巴瘤(1%)、滤泡性淋巴瘤(0.5%~2%)和外周 T 细胞淋巴瘤(1.5%~4%)等。

一、B 细胞性淋巴瘤

01
黏膜相关淋巴组织结外边缘区淋巴瘤

【病史特点】　　　　　　　女,57 岁,发现胃溃疡 1 周。

　　　　　　　　　　　　　患者于 1 周前行胃镜检查示胃窦多发浅溃疡,病理示淋巴瘤考虑,Hp(阳性)。患者无不适症状。既往高血压、直肠癌手术+化疗史、阑尾切除史、胆囊术后。

【重要辅助检查】　　　　　全身 PET/CT 显像:胃窦壁增厚,糖代谢稍增高,结合病理,考虑黏膜相关淋巴组织结外边缘区淋巴瘤(mucosa-associated lymphoid tissue lymphoma,MALT 淋巴瘤)。

【内镜检查】　　　　　　　胃窦后壁近胃体可见多发片状溃疡病灶,表覆猪油样白苔(图 3-2-1A),可见自发性出血(图 3-2-1B),皱襞不规则增厚,鹅卵石样,黏膜光泽度增强,溃疡周边黏膜明显水肿、稍纠集,未见融合(图 3-2-1B、C)。NBI-ME 见溃疡中央表面微腺管大小不一,病变隆起处腺管粗大,微血管扭曲、扩张充血明显(图 3-2-1D);中央处白苔覆盖处局部区域腺管消失,无腺管区域微血管稀疏不均(图 3-2-1E),部分区域呈树枝状分布(图 3-2-1E、F)。

【疾病诊断与治疗】　　　　内镜发现胃窦后壁近胃体多发溃疡,胃淋巴瘤尚不能确诊。为明确诊断与患者充分沟通后,行 ESD 诊断性切除。术后病理示胃 MALT,予 Hp 除菌治疗。术后 3 个月后复查胃镜提示胃窦术后 ESD 改变,病理提示:胃窦小弯近胃角慢性重度萎缩性胃炎,伴重度肠上皮化生,Hp(阴性)。

【病理诊断】　　　　　　　黏膜相关淋巴组织结外边缘区淋巴瘤(MALT 淋巴瘤),Hp(阳性)(图 3-2-2,图 3-2-3)。

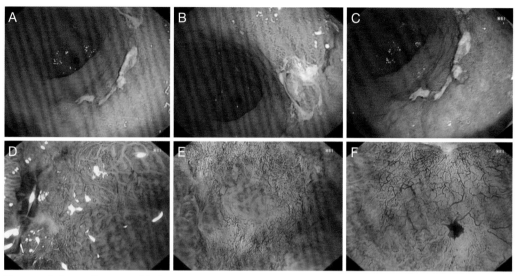

图 3-2-1　白光、NBI 及 NBI-ME 内镜表现

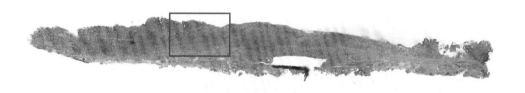

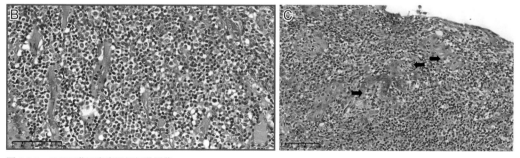

图 3-2-2　MALT 淋巴瘤病理组织学图像

A. 切片全景视图,胃黏膜固有层见瘤细胞弥漫浸润,围绕淋巴滤泡边缘区生长,边缘区范围扩大;B. 高倍视野,肿瘤细胞小至中等大,胞浆丰富透亮,核型略不规则,染色质细腻,核仁不明显;少数浆样分化;C. 淋巴上皮病损(➡),腺上皮嗜酸性变。

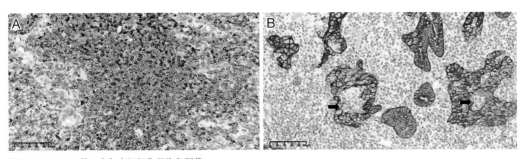

图 3-2-3   MALT 淋巴瘤免疫组织化学染色图像
A. 肿瘤细胞显示 B 淋巴细胞标记 CD20 阳性；B. CK 示淋巴上皮病损（➡）。

【延伸阅读】   胃 MALT 淋巴瘤是一种惰性的非霍奇金淋巴瘤，起源于能够分化为边缘区细胞和浆细胞的生发中心后记忆 B 细胞。1983 年 Isaacson 和 Wright 首次报道。胃是 MALT 淋巴瘤最常见的部位。胃 MALT 淋巴瘤约占所有胃淋巴瘤的 70%，每年发病率约为 0.8 人/十万人，其特征是致密的淋巴样细胞浸润，侵入并破坏胃腺体，形成"淋巴上皮病变"。其中 90% 胃 MALT 淋巴瘤为 Hp 阳性，大约 75% 的 Hp 阳性胃 MALT 淋巴瘤可通过根除 Hp 实现完全缓解。Hp 阴性的胃 MALT 淋巴瘤可能与海尔曼螺杆菌或其他人畜共患的胃螺杆菌有关或由于检测假阴性导致。MALT 淋巴瘤的另一种致病机制与染色体易位相关，三种染色体易位包括 t（11；18）（q21；q21）、t（14；18）（q32；q21）、t（1；14）（p22；q32）。t（11；18）（q21；q21）见于约三分之一的病例，易位产生 API2-MALT1 融合蛋白，可以独立于抗原信号激活 NF-κB，在 Hp 阴性的患者中更常见，并且对 Hp 根除治疗具有抵抗力。Hp 阴性的胃 MALT 淋巴瘤经过抗生素治疗也可能缓解，其完全缓解率可达约 30%。

胃 MALT 淋巴瘤临床表现无特异性，包括上腹部不适、消化不良和消化道出血等症状，而 B 细胞淋巴瘤的典型症状（发热、盗汗、体重减轻）在胃 MALT 淋巴瘤中极为罕见。

胃 MALT 淋巴瘤最常累及胃窦部。研究发现 Hp 阴性胃 MALT 淋巴瘤更常见于胃近端，较少出现表浅型，经常侵入黏膜下层或更深层。内镜下表现可分为六种类型，包括单发或多发溃疡/黏膜糜烂、结节性病变、皱襞增厚、混合型、黏膜点状出血、黏膜正常/充血。传统的白光内镜很难区分胃 MALT 淋巴瘤和其他良性病变。NBI-ME 可见病灶内大而长的树干样血管少有分支(树枝状血管),树枝状血管周围黏膜隐窝肿胀(气球样肿胀),同时伴有胃小凹和上皮下毛细血管网消失,这些特征可用于区分胃 MALT 淋巴瘤和早期胃癌。在 NBI-ME 下,早期未分化癌病灶的微表面特征表现为隐窝间区扩张或消失,微血管表现为螺旋状的病理形态,而 MALT 淋巴瘤常呈现"阡陌交通征"、"卵石征"、病灶处残存腺管为幽门螺杆菌相关胃炎表现的微表面特征以及"树枝样"的微血管特征,其中,"阡陌交通征"定义为类似于纵横交错的田间小路样表现,指淋巴瘤侵犯破坏黏膜上皮,表面腺管结构消失的区域。"卵石征"定义为类似于被纵横交错的田间小路分割成"鹅卵石样"或"岛状"的表现,是指未被或未完全被淋巴瘤组织破坏的黏膜上皮,表面腺管结构未被破坏或未被完全破坏样表现。

EUS 可用于确定胃壁的浸润程度和区域淋巴结受累情况,预测 Hp 根除在胃 MALT 淋巴瘤中的疗效。CT 有助于评估膈肌两侧的淋巴结,但对检测胃肠周围淋巴结累及敏感性较低。由于胃 MALT 淋巴瘤与 Hp 之间存在密切关联,因此需明确有无感染,初始阴性应再次检测。

组织学上,胃 MALT 淋巴瘤肿瘤细胞小至中等大,胞质丰富、淡染,核稍不规则。胃 MALT 淋巴瘤的一个主要特征是淋巴上皮病变,这是由腺上皮中瘤细胞聚集而形成的灶状浸润,受累上皮受损,常伴有嗜酸性变。免疫表型与正常边缘区 B 细胞几乎完全一致,CD19、CD20、CD79a、CD21、CD35 阳性,CD43 在大约 50% 的病例中异常表达,而 CD5、CD10、CD23、Cyclin D1 阴性。FISH 检测 *API2-MALT1* 基因融合有助于诊断胃 MALT 淋巴瘤。

对 Hp 根除无反应的患者可采用放疗、手术和化疗,其中放疗缓解率与手术类似,并高于化疗,还可以进行免疫治疗。胃 MALT 淋巴瘤总体五年生存率和无病生存率分别高达 90% 和 75%。肿瘤在组织学完全缓解数年后仍可能复发,复发率及年复发率分约为 7% 和 2.2%,治疗后缓解的胃 MALT 淋巴瘤患者有 0.05% 在长期随访中发展成高度恶性肿瘤。因此胃 MALT 淋巴瘤患者需要长期随访,在 Hp 治疗及抗肿瘤治疗后建议至少连续两次内镜(1 个月和 3 个月)及组织学阴性来明确肿瘤缓解,前两年每 6 个月一次,后连续 5 年每 12 个月一次随访。

【特别提示】　　　　▶ 形态多变；树枝状血管、气球样肿胀、阡陌交通征、卵石征；EUS 示浸润黏膜下层或更深。

　　　　　　　　　　▶ 小至中等大小淋巴样细胞弥漫浸润，胞浆淡染；瘤细胞浸润破坏胃腺体，形成淋巴上皮病变；B 淋巴细胞标记（CD20、CD79a）阳性；免疫球蛋白重链和轻链可发生基因重排。

（隋子奇　张韵竹　闫玉）

02

滤泡性淋巴瘤

【病史特点】　　　　女，73 岁，发现胃多发隆起 2 个月余。

　　　　　　　　　　患者 2 个月余前行胃镜检查示慢性胃炎，胃多发 SMT。半个月前来我院行超声胃镜示胃底体多发隆起，神经内分泌肿瘤首先考虑，病理示淋巴瘤不除外，Hp（阳性）。既往糖尿病、高血压病史。

【重要辅助检查】　　　腹部增强 CT 示：胃底、胃体上部小弯侧及十二指肠球降部多发结节（图 3-2-4A、B，箭头所示），增强后稍强化（图 3-2-4C，箭头所示），符合淋巴瘤。

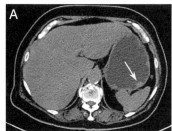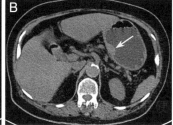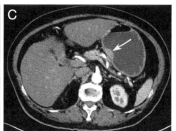

图 3-2-4　腹部增强 CT

【内镜检查】　　　　胃体至胃窦见多发隆起，表面光滑、无溃疡，大小约 0.4~2.5cm（图 3-2-5A，图 3-2-5B 星号所示），较大者触之硬、滑动感差，可见黏膜桥（图 3-2-5C、D，星号所示）。EUS 示低回声改变，内部回声不均，边界尚清，起源黏膜下层，部分向腔外突出（图 3-2-5E、F，箭头所示）。

【疾病诊断与治疗】　　内镜发现胃体至胃窦多发隆起型病变，大小不一，考虑胃多发黏膜下肿瘤，性质未明，与患者充分沟通后行诊断性 ESD。术后病理提示滤泡性淋巴瘤，予靶向治疗+化疗已 8 个月余，目

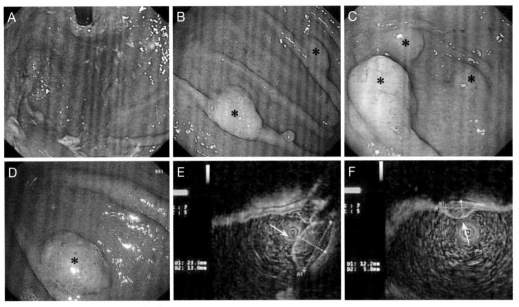

图 3-2-5　白光内镜、NBI 及 EUS 表现

前继续靶向治疗中。

【病理诊断】　滤泡性淋巴瘤,低级别(图 3-2-6,图 3-2-7)。

【延伸阅读】　滤泡性淋巴瘤(follicular lymphoma,FL)是一种源自生发中心 B 细胞的惰性非霍奇金淋巴瘤(NHL),是美国和西欧国家第二常见的 NHL,占 NHL 的 20%~30%,发病率仅次于 DLBCL。在我国 FL 也是常见的惰性淋巴瘤之一,占 NHL 的 8%。FL 可认为是多发性淋巴瘤样息肉病疾病谱的一部分,后者特征包括食管、胃、小肠和大肠在内的消化道不同区域形成多个黏膜结节,组织学上以套细胞淋巴瘤为主。

在 FL 中,胃受累并不常见,约占 2%。胃 FL 内镜表现无特异性,包括浅凹陷病变、皱襞增厚伴轻微发红、结节性病变、黏膜炎症和溃疡、多个小溃疡和黏膜下肿瘤样病变。ME 可见不规则形状的胃小凹缺失或破坏,类似于通过 MALT 淋巴瘤中观察到的树枝样血管。EUS 可用于评估胃壁结构,FL 在 EUS 下可表现为第二层或第三层的增厚,或弥漫性胃壁增厚,保留或不保留典型的五层结构。虽然目前尚无特定的 EUS 模式来区分胃淋巴瘤的组织学亚型,但 EUS 可用于评估病变的定位和确定适当的活检部位。EUS-FNA 有助精准活检,可在胃淋巴瘤的诊断和区域检测中发挥重要作用,EUS 联合活检可提高诊断率。在浅表活检和穿刺不能明确诊断时,可选择大块深挖活检

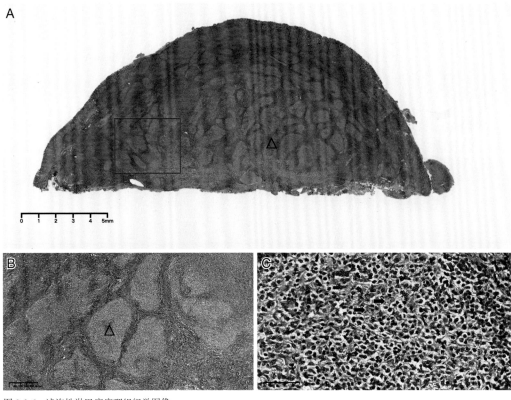

图 3-2-6   滤泡性淋巴瘤病理组织学图像

A. 切片全景视图,可见肿瘤性滤泡(△)大小相对一致,背靠背紧密排列,缺乏套区;B. 局部放大图;
C. 高倍视野,滤泡主要由单一的核不规则的中心细胞组成,伴少数有明显核仁的中心母细胞(➡)。

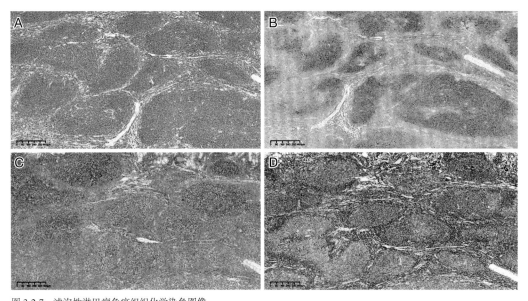

图 3-2-7   滤泡性淋巴瘤免疫组织化学染色图像

A. CD20 显示滤泡和滤泡间 B 细胞;B. 滤泡表达 CD10;C. BCL6 的表达与 CD10 基本一致;D. BCL2 显
示滤泡呈弥漫一致阳性。

或诊断性 ESD 来获取更多标本明确诊断。

FL 起源于生发中心 B 细胞，包括中心细胞和中心母细胞，呈现滤泡结构或至少部分滤泡结构的生长模式，也有极少完全弥漫生长模式。与反应性滤泡不同，FL 中的结节通常排列紧密，并且大小和形状不一。肿瘤性滤泡内通常不可见可染体巨噬细胞（tingible body macrophage，即吞噬凋亡 B 细胞残余物的巨噬细胞），也缺乏反应性生发中心特有的极化为富含中心母细胞的暗区和富含中心细胞的亮区。FL 的临床侵袭性随中心母细胞增多而增加，现已提出了多种 FL 的分级标准，WHO 分类采用了以下细胞计数方法：1 级：0-5 个中心母细胞/HPF；2 级：6-15 个中心母细胞/HPF；3 级：>15 个中心母细胞/HPF。其中，3A 级为成片中心母细胞浸润，但仍保留少数中心细胞；3B 级不见中心细胞。FL 表达生发中心标记物（CD10、Bcl-6）和全 B 细胞标记物（CD20、CD19、CD79A），一般 Bcl-2 阳性，部分患者可以出现 Bcl-2 或 CD10 阴性。Ki-67>30% 常被认为具有更强侵袭性，但尚无指导治疗的意义。在分子遗传学方面，75%~90%的病例存在 t（14；18）（q32；q21）染色体易位，引起 18 号染色体的 *BCL-2* 基因易位至 14 号染色体。因此，可通过 FISH 检测 *BCL-2* 基因重排协助诊断。另外，还可以选择 *1P36* 及 *IRF4/MUM-1* 基因重排检测以协助诊断。

【特别提示】　▶ 表面形态多样；不规则形状的胃小凹缺失或破坏，树枝样血管；EUS 示第二/三层的增厚，或弥漫性增厚，破坏五层结构。

▶ 肿瘤性滤泡多呈结节样，结节间无明显套区围绕；由肿瘤性中心细胞和中心母细胞构成；B 淋巴细胞标记（CD20、CD79a），及 CD10、Bcl-6、Bcl-2 阳性。

（隋子奇　闫玉）

03

套细胞淋巴瘤

【病史特点】　男，74 岁，套细胞淋巴瘤治疗后 10 年，黑便数天。

患者 10 年前确诊套细胞淋巴瘤（双侧眼睑、扁桃体和颈部淋巴结），已使用抗肿瘤药物治疗 10 年。数天前发现黑便，无其他不适。

【内镜检查】　　　胃体及胃底近贲门见数处浅表隆起中央稍凹陷型病变（0-Ⅱa+Ⅱc 型），直径 0.5~1.0cm，部分病变覆白苔（图 3-2-8A、B）。NBI 下未见明确茶色征，NBI-ME 示表面微血管不规则，直径不一，MCE 增大，未发现 WOS 或 WGA。靛胭脂喷染示 DL（+）（图 3-2-8C、D）。

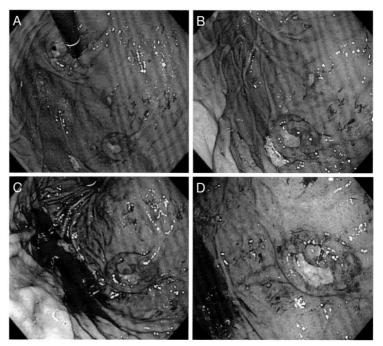

图 3-2-8　白光内镜、NBI 及 NBI-ME 表现（治疗前）

【病理诊断】　　　套细胞淋巴瘤，多形性型（图 3-2-9，图 3-2-10）。

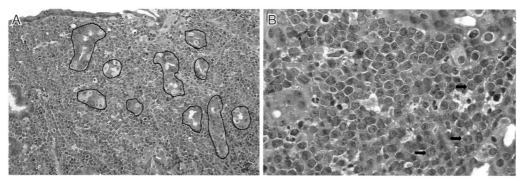

图 3-2-9　套细胞淋巴瘤病理组织学图像

A. 低倍视野，肿瘤细胞弥漫浸润于胃黏膜固有层，保留部分胃底腺结构（不规则曲线部分）；B. 高倍视野，细胞体积较经典套细胞淋巴瘤细胞大，类似于中心母细胞（➡），泡状核，有数个小核仁。

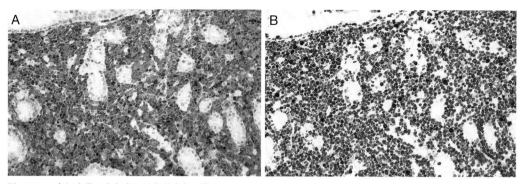

图 3-2-10　套细胞淋巴瘤免疫组织化学染色图像

A. 肿瘤细胞 Cyclin D1 弥漫细胞核阳性；B. Ki-67 指数较高（近乎 100%），符合多形性套细胞淋巴瘤。

【疾病诊断与治疗】　　　内镜发现胃体及胃底近贲门见数处 0-Ⅱa+Ⅱc 型病变，结合病理诊断为多形性套细胞淋巴瘤，累及胃。予抗肿瘤药物治疗（利妥昔单抗）后，胃内所有病灶均消失（图 3-2-11A、B），达到完全缓解。

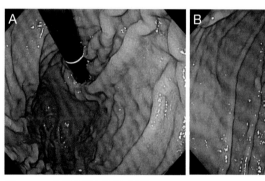

图 3-2-11　白光内镜表现（治疗后）

【延伸阅读】　　　套细胞淋巴瘤（mantle cell lymphoma，MCL）是一种起源于成熟 B 细胞的向套区分化的非霍奇金淋巴瘤，约占所有非霍奇金淋巴瘤的 3%~10%，以淋巴结 MCL 为主，常累及结外。肿瘤兼具有侵袭性淋巴瘤疾病进展迅速和惰性淋巴瘤不可治愈的双重特点。中位发病年龄约为 65 岁，男女比例约为 3 : 1。

15%~30% 的 MCL 累及胃肠道。原发性胃肠道 MCL 非常罕见，仅占原发性胃肠道淋巴瘤的 1%~4%。累及胃肠道的 MCL 患者可能无症状，或出现多种非特异性消化系统症状，包括腹痛、梗阻、腹泻、黑便和便血等。

胃肠道 MCL 最常见的内镜表现为淋巴瘤样息肉（70%），部分表现为肿块（20%）或溃疡性病变（7%）。其中，胃 MCL 病灶形式多样，可见表浅隆起、隆起、皱襞增厚和溃疡性病变，约各占 1/4。NBI 下表现为表面结构消失和异常微血管；EUS 可以识别 MCL 黏膜下累及，表现为低回声。内镜检查可发现 CT 或 PET/CT 未发现的胃肠道受累病变。

在组织形态学上，MCL 多呈弥漫性、结节状或套区增宽型生长，主要由形态一致的小至中等大小淋巴样细胞组成。根据细胞形态可将其分为四种主要亚型：①经典型：定义为中小型、形态单一的细胞，细胞质稀少，核轻度不规则，染色质致密、分布均匀，核仁不明显，约占 MCL 的 88%；②小细胞型：以小细胞为特征，细胞核呈圆形或略不规则，染色质致密，在组织学上与慢性淋巴细胞白血病/小淋巴细胞淋巴瘤相似，约占 MCL 的 4%；③多形性型：细胞体积中到大，胞质中等，细胞核大小不一，核染色质浅，约占 MCL 的 6%；④母细胞型：细胞体积中到小，形态单一，染色质细腻，细胞质稀少，细胞凋亡小体多，类似于淋巴母细胞淋巴瘤，约占 MCL 的 3%。除此之外，还有形态与 MALT 淋巴瘤非常相似的边缘区样型 MCL。在这些亚型中，母细胞型显示出最高的有丝分裂和 Ki-67 指数。母细胞型和多形性型的侵袭性较高，预后差。

95% 以上的 MCL 具有特征性染色体 t(11;14)(q13;q32) 异位，导致 Cyclin D1 核内过表达，这一免疫表型有助于区分 MCL 与其他小 B 细胞淋巴瘤。除 Cyclin D1 外，MCL 表达成熟 B 细胞标记（CD20、CD79a），以及 CD5、CD43。此外，几乎所有经典型 MCL 病例中都观察到转录因子 SOX11 的核过表达。Ki-67 增殖指数低于 30% 预后更好。

MCL 首选全身治疗，手术仅适用于有梗阻、穿孔和出血的患者。化疗方案主要是 CVP（环磷酰胺、长春新碱、泼尼松龙）、CHOP（环磷酰胺、多柔比星、长春新碱、泼尼松龙）、hyper-CVAD/MA 交替（大剂量环磷酰胺、长春新碱、多柔比星和地塞米松；与氨甲蝶呤和阿糖胞苷交替使用）联合或不联合利妥昔单抗，hyper-CVAD 联合自体干细胞移植等。MCL 化疗可能导致消化道大出血，仅通过内镜操作来控制胃肠道出血并不容易，常需手术或放射介入干预。MCL 患者中位总生存期为 3 至 5 年，目前临床上普遍采用简易 MCL 国际预后评分系统（MIPI）和

MIPI-c 进行预后分层,预后相关因素包括年龄、ECOG 评分、乳酸脱氢酶、白细胞计数、Ki-67 指数等。胃肠道和头颈部作为原发部位的 MCL 患者的生存率常优于淋巴结原发患者。

【特别提示】
▶ 隆起型、皱襞增厚或溃疡;表面结构消失和异常微血管;EUS 示黏膜下累及,低回声病灶。

▶ 呈弥漫性、结节状或套区增宽型生长;由小至中等大小淋巴样细胞组成;免疫组化 CyclinD1 阳性;多存在 t(11;14)(q13;q32)染色体易位。

(平澤俊明　河内洋　竹内賢吾　杨彬)

04
弥漫性大 B 细胞淋巴瘤

【病史特点】
女,62 岁,发现胃黏膜病变 2 周。

患者 2 周前胃镜检查发现胃窦隆起性病变伴溃疡形成,胃多发息肉样隆起,病理活检性质未明。既往有子宫肌瘤行子宫切除术史;无 Hp 感染或根除史。

【重要辅助检查】
骨髓活检病理:骨髓增生活跃伴部分骨髓液稀释,造血细胞分布大致正常,未见异型细胞浸润,无淋巴瘤累及。

胃增强 CT:胃角、胃窦部胃壁增厚,黏膜线不连续(图 3-2-12A,箭头所示),明显强化(图 3-2-12B,箭头所示),浆膜面光整。

PET/CT:胃角、胃窦部胃壁增厚,糖代谢异常增高,结合病理符合淋巴瘤表现(图 3-2-13)。

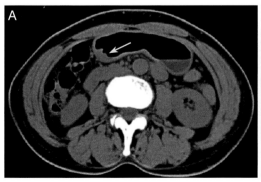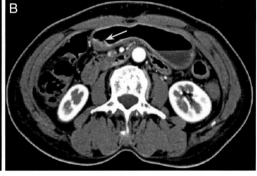

图 3-2-12　胃增强 CT 扫描
A. CT 平扫期;B. CT 动脉期。

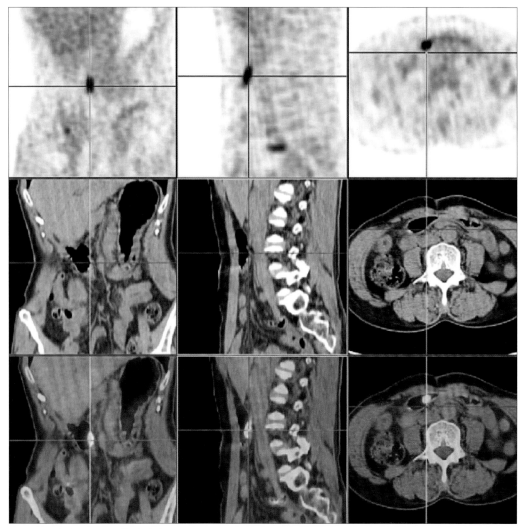

图 3-2-13　全身 PET/CT 显像(治疗前)

【内镜检查】　　　　　　胃窦体交界大弯侧见一约 2cm 的溃疡伴周边耳廓样环堤隆起(图 3-2-14A、B);EUS 见病灶处胃壁明显增厚,可见不规则低回声,黏膜下层为主,部分和固有肌层相连(图 3-2-14C、D,箭头所示)。周围未见明显肿大淋巴结。

【疾病诊断与治疗】　　　内镜发现一胃窦体交界大弯侧隆起型、伴中央溃疡凹陷、0-Ⅱa+Ⅱc 病变,结合病理诊断胃弥漫性大 B 细胞淋巴瘤,生发中心型,根据改良 Lugano 分期法评为Ⅰ2 期;选择 R-CHOP(利妥昔单抗+环磷酰胺+多柔比星+长春新碱+地塞米松)治疗 4 疗程,治疗 4 个月后复查 PET/CT 示:胃部及其余部位未见糖代谢增高淋巴瘤病灶,考虑病情完全缓解(图 3-2-15)。

【病理诊断】　　　　　　弥漫性大 B 细胞淋巴瘤,生发中心型(图 3-2-16)。

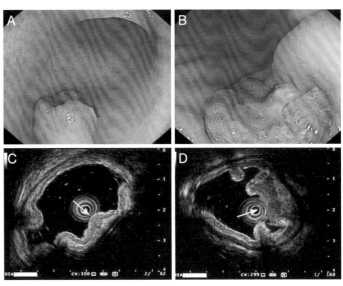

图 3-2-14　白光内镜及 EUS 表现

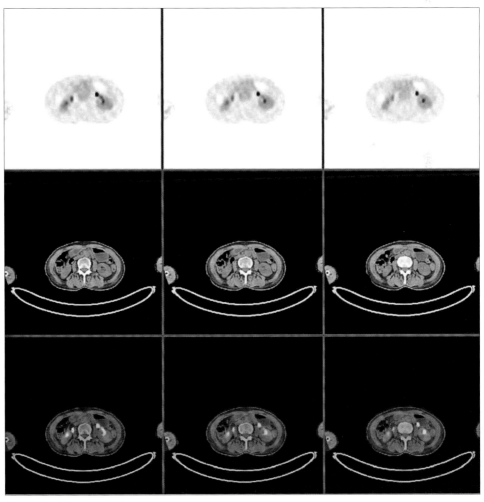

图 3-2-15　全身 PET/CT 显像（治疗后）

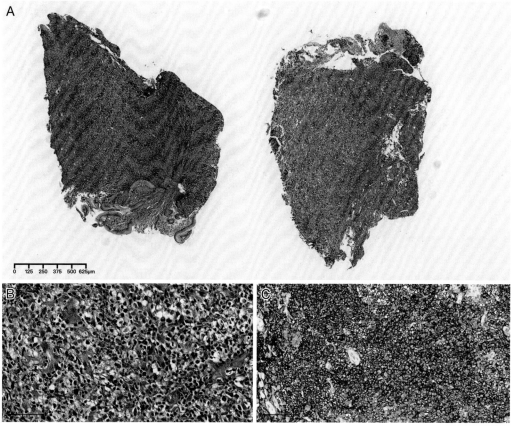

图 3-2-16　弥漫性大 B 细胞淋巴瘤病理组织学及免疫组织化学染色图像
A. 低倍视野,胃黏膜结构被破坏,固有腺体消失,肿瘤细胞弥漫性增生;B. 高倍视野,肿瘤细胞中等偏大,胞质丰富、偏嗜碱性,核大,核形不规则;C. 肿瘤细胞表达 B 细胞标记 CD20。

【延伸阅读】　　　　　　　胃弥漫性大 B 细胞淋巴瘤(gastric diffuse large B-cell lymphoma,GDLBCL)是原发于胃的肿瘤性大 B 细胞的弥漫性增生,为中高度恶性,是原发性胃淋巴瘤中最常见的组织学亚型。

GDLBCL 临床表现无特异性:早期症状一般不典型,晚期可出现上腹痛、体重下降、恶心呕吐,与胃癌相似,但恶病质较少见;肿瘤较大可致上消化道出血;恶性程度高者可导致胃穿孔、急腹症。

内镜下弥漫性大 B 细胞淋巴瘤(diffuse large B-cell lymphoma,DLBCL)多为伴溃疡的肿块,溃疡边缘呈规则的耳廓样环堤;EUS 早期表现为超声第二层或/和第三层结构增厚,进展期淋巴瘤多表现为胃壁层次结构破坏、消失,局部代之以均质的低回声团块。EUS 在局部病变浸润深度的判断、胃外淋巴结是否累及等评估中都有优势。另外,EUS 下病灶的大小和浸润深度是患者预后的独立危险因素。

　　GDLBCL 的 CT 表现也有一定的特征性:多表现为弥漫性胃壁增厚,均匀延迟强化,坏死少见。胃壁柔软,即使蔓延至全胃,胃腔狭窄也较少见,但如有淋巴结肿大,则较其他肿瘤显著。这些特点可用于与胃癌、胃肠间质瘤鉴别。而 PET/CT 则在 DLBCL 的鉴别诊断、分期及预后判断等过程中均有重要价值。

　　病理是诊断 GDLBCL 的"金标准",因病灶常位于黏膜下层,单次活检准确性只有 70%~90%,不过单次活检阴性者可通过超声内镜引导下活检、深挖或大块黏膜活检、诊断性 ESD 等方法来提高阳性率。

　　DLBCL 组织学上表现为弥漫性增生的大-中等大小的淋巴样细胞,胞质中等或丰富,嗜酸或嗜双色性,细胞核呈空泡状,核仁突出,一个或多个。WHO 将 DLBCL 分为几种形态学变异型,包括中心母细胞变异型、免疫母细胞变异型、间变变异型以及少见形态变异型。DLBCL 通常表达 B 细胞标记 CD19、CD20、CD22、CD79a 和 PAX5。根据细胞来源谱将 DLBCL 分为生发中心型(germinal center B-cell-like,GCB)和非生发中心型(non-GCB)或活化 B 细胞(activated B-cell-like,ABC)型。在常规诊断实践中,通过免疫组化标志物 CD10、Bcl-6 和 MUM1 的表达情况进行分型(Hans 法则)。生发中心细胞来源的 DLBCL 表型为 CD10 阳性,或只有 Bcl-6 阳性(CD10 及 MUM1 阴性),除此之外均为非生发中心细胞来源。此外,可以通过 FISH 检测 MYC、BCL-2 和 BCL-6 重排以及 11q 异常来帮助识别高级别 B 细胞淋巴瘤。

　　关于 DLBCL 的分期,有 Ann Arbor、Lugano 及 TNM 等,常用的是改良 Lugano 分期法:①Ⅰ期:淋巴瘤局限在胃肠道(单个原发或非连续性病变);②Ⅱ期:病灶由胃肠道延伸至腹部淋巴结;③Ⅲ期:穿透浆膜累及邻近器官或组织;④Ⅳ期:远处播散(弥漫性结外受累或胃肠道病变伴横膈上淋巴结受累)。

　　在治疗上,以 CHOP(环磷酰胺+多柔比星+长春新碱+地塞米松)方案为主的系统性化疗和/或加 CD20 单抗的免疫治疗(R-CHOP)是目前的主要治疗方法,疾病早期应答率可达 80%~90%,长期缓解达 54%;在难治性患者中可加用放疗或其他免疫治疗。

【特别提示】　▶ 溃疡型肿块,溃疡边缘规则的耳廓样环堤;EUS 早期见第二/三层结构增厚,进展期胃壁结构层次破坏、消失,局部均质低回声团块。

　　　　　　　▶ 弥漫性生长;细胞体积大于正常淋巴细胞 2~3 倍,胞质丰富,核空泡状、核仁明显;Ki-67 增殖指数较高。

（陈妙研　闫玉）

05

Burkitt 淋巴瘤

【病史特点】　　女,55 岁,发现颈部肿块 2 个月余。

　　　　　　　患者 2 个月余前发现颈部肿块,位于左侧,后颈部肿块逐渐增大,双侧均有。2 周前于当地医院行右侧颈部淋巴结清扫术,病理考虑恶性淋巴瘤。既往高血压病史。

【重要辅助检查】　　全腹增强 CT:胃体胃壁不规则增厚(图 3-2-17,箭头所示)、胰头颈结节、肝胃间隙肿大淋巴结,结合临床病史,考虑恶性淋巴瘤浸润。

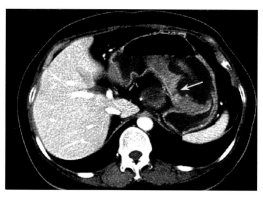

图 3-2-17　腹部增强 CT

【内镜检查】　　胃体上部可见一大小约 3.0cm 溃疡、上覆厚白苔,活检质脆(图 3-2-18A、B);胃体中部后壁可见一大小约 1.5cm 溃疡;胃体中部前壁可见一约 1.0cm 稍隆起粗糙黏膜(图 3-2-18C)。

【疾病诊断与治疗】　　内镜发现胃体多处病变,结合病理诊断为散发性 Burkitt 淋巴瘤,予全身放化疗,治疗后评估完全缓解。

【病理诊断】　　Burkitt 淋巴瘤,EBV 阳性型(图 3-2-19,图 3-2-20)。

　　　　　　　分子病理:MYC 双色分离荧光探针阳性(FISH)。

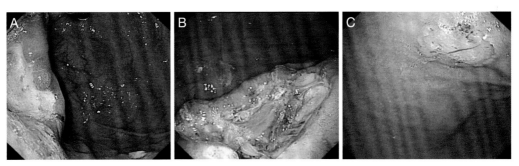

图 3-2-18　白光内镜表现

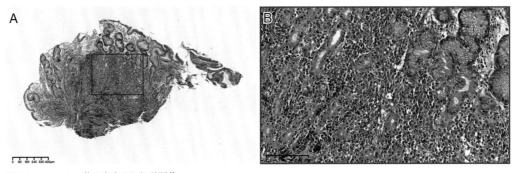

图 3-2-19　Burkitt 淋巴瘤病理组织学图像

A. 低倍视野,胃黏膜固有腺体减少,肿瘤细胞弥漫性生长;B. 高倍视野,瘤细胞排列紧密,体积中等大小,胞质少、偏嗜碱性,细胞核圆形,可见小核仁。

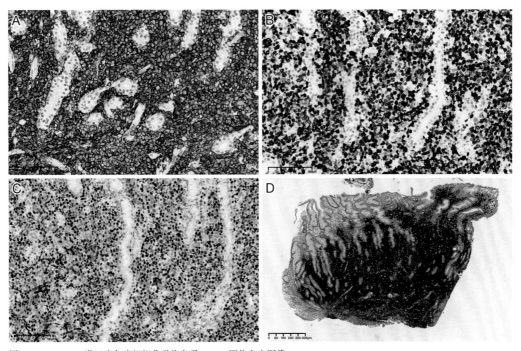

图 3-2-20　Burkitt 淋巴瘤免疫组织化学染色及 EBER 原位杂交图像

A. 肿瘤细胞表达 B 细胞标记 CD20;B. Ki-67 指数近乎 100% 阳性;C. 肿瘤细胞核 c-myc 弥漫阳性;D. EBER 原位杂交阳性。

【延伸阅读】　　　　　　Burkitt 淋巴瘤（Burkitt lymphoma，BL）是一种起源于生发中心 B 细胞具有高度侵袭性的非霍奇金淋巴瘤（non-Hodgkin lymphoma，NHL），于 1958 年由爱尔兰外科医生 Denis Burkitt 首次描述。2022 年 WHO 根据是否有 Epstein-Barr 病毒（EBV）感染将 BL 分为 EBV 阳性 BL 和 EBV 阴性 BL。

　　BL 发病率呈现双峰模式，在儿童（0~14 岁）年龄组出现早期高峰，常见于热带非洲儿童，在中老年人（55 岁以上）年龄组出现第二个高峰。亚洲，尤其是印度和中国的 BL 患病率是非洲的 1/20。男性患病率为女性的 2~4 倍。约 73% 的 BL 患者出现结外受累，其中胃肠道是最常见的受累部位（约占 28%）。原发于消化道的 BL 通常位于盲肠或小肠，原发性胃 BL 极为罕见。

　　大多数 BL 病例具有 MYC 基因易位，大部分为 t（8；14）（q24；q32），少数病例为 t（2；8）（p12；q24）和 t（8；22）（q24；q11）。MYC 基因激活是 BL 的标志。在大约 80% 的 BL 患者中，易位发生在 MYC 和位于 14q32 的免疫球蛋白重链基因位点（IGH）之间，而 MYC 与 2p12 或 22q11 免疫球蛋白轻链基因（IGK 或 IGL）的重排较为少见。异常类转换重组（class switch recombination，CSR）和异常体细胞超突变（somatic hypermutation，SHM）是导致 IGH、MYC 易位的两个主要机制。EBV、HIV 和恶性疟原虫疟疾均已显示可诱导胞苷脱氨酶（activation-induced cytidine deaminase，AID）的表达。AID 失调可能是 BL 发病机制中的关键致病事件。导致异常 AID 表达的慢性免疫激活可能是 MYC 易位的驱动因素。

　　BL 的特征性形态学是肿瘤由中等大小形态单一的 B 细胞组成，染色质呈颗粒状或点状，可见多个嗜碱性核仁，细胞质呈深嗜碱性，通常含有脂质空泡，核分裂象易见。大量瘤细胞凋亡形成的凋亡小体被巨噬细胞吞噬，可见"星空"现象。在部分患者中，特别是在有免疫缺陷的成人中，肿瘤细胞可以表现出浆细胞样分化，细胞质呈偏心嗜碱性，通常只有单个居中的核仁。极少数情况下，部分病例可出现明显的肉芽肿反应而掩盖肿瘤，其肿瘤微环境的特征是促炎性免疫反应，通常表现为局限期疾病，预后较好，有时会自发消退。

　　BL 的特征免疫组化表型是所有 B 细胞抗原（CD19、CD20、

CD79a、CD22 和 PAX5）和部分生发中心抗原（CD10、Bcl-6、CD38、HGAL 和 MEF2B）的表达。在几乎所有 BL 患者中，>80% 的细胞中都有强烈的 MYC 表达。Ki-67 增殖指数通常 >95%。BL 细胞中 CD5、CD23、CD138、Bcl-2、CD44 和末端脱氧核苷酸转移酶（terminal deoxynucleotidyl transferase，TdT）通常呈阴性。

对于儿童和青少年 BL，一线治疗包括使用高剂量氨甲蝶呤和皮质类固醇的短期疗程和强化化疗。成人 BL 的治疗方法为联合化疗和利妥昔单抗。胃受累是 BL 预后差的独立危险因素，胃 BL 患者的 5 年总生存率约 38%，远低于肠道 BL 的 70% 和胃肠道 BL 的 58%。

【特别提示】
- ▶ 内镜表现类似于其他胃淋巴瘤。
- ▶ 弥漫性增生浸润，由中等大小、形态单一的淋巴样细胞组成；肿瘤细胞较多的凋亡小体被巨噬细胞吞噬，形成"星空"现象；B 淋巴细胞标记（CD20、CD79a 和 PAX-5）、生发中心标记（CD10 和 Bcl-6）及 c-myc 阳性；多存在 MYC 基因 t（8;14）（q24;q32）染色体易位。

（杨彬 杨琦）

二、T 细胞性淋巴瘤

【病史特点】　男,62 岁,上腹部不适半年。

患者半年前出现上腹部不适,无其他不适症状,腹部 CT 及 MRI 示胃底占位伴周围淋巴结增大。病理提示淋巴瘤,分型不能明确,因 Hp（阳性）予以 Hp 根除治疗。既往高血压、冠心病病史。

【重要辅助检查】　腹部增强 CT:胃壁明显增厚,以胃底壁增厚为著（图 3-2-21A）并不均匀强化（图 3-2-21B）,周围多发淋巴结肿大。

【内镜检查】　半年前胃镜提示:胃底前壁和胃体上部近胃底后壁各见一处隆起溃疡病灶（图 3-2-22A,箭头所示）,形态不规则,基底白苔,溃疡底部不平整,周边黏膜堤岸状隆起（图 3-2-22B、C）;NBI-ME 显示溃疡周边黏膜表面树枝状血管（图 3-2-22D~F）。

入院后胃镜:胃底前壁和胃体上部近胃底后壁各见一处隆起溃疡病灶（图 3-2-23A~D）,病灶及溃疡面较半年前明显扩大,溃疡底部结节样不平整更加明显,周边黏膜堤岸状隆起;NBI-

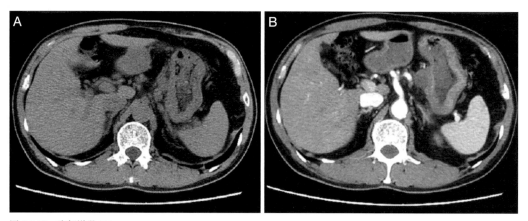

图 3-2-21   腹部增强 CT

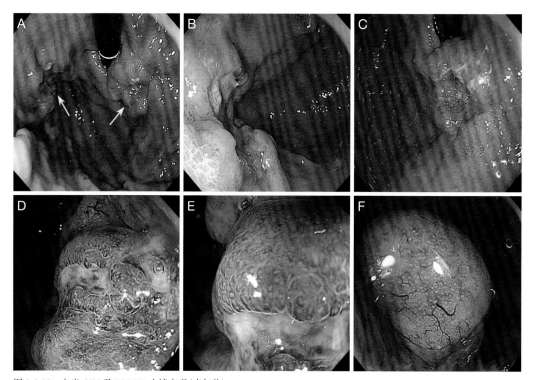

图 3-2-22   白光、NBI 及 NBI-ME 内镜表现(半年前)

ME 示较多树枝状血管,但溃疡周边黏膜表面的微结构基本正常(图 3-2-23E、F)。

【疾病诊断与治疗】   胃镜发现胃多处隆起溃疡,Hp 除菌治疗后病灶进展,根据多次活检病理组织学(图 3-2-24)、免疫组化和基因重排检测结果,该患者最终诊断胃原发性外周 T 细胞淋巴瘤,非特指型。予全身综合治疗,治疗 1 年余后疗效评估部分缓解。

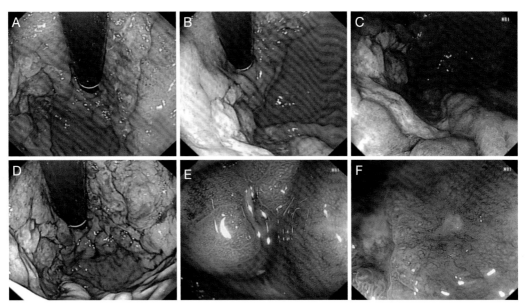

图 3-2-23 白光、NBI 及 NBI-ME 内镜表现（除菌后复查）

【病理诊断】

外周 T 细胞淋巴瘤，非特指型（图 3-2-24）。

分子病理结果：*TCR* 克隆性重排阳性。

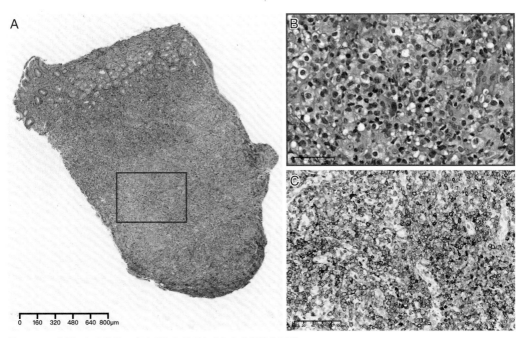

图 3-2-24 外周 T 细胞性淋巴瘤病理组织学及免疫组织化学染色图像

A：低倍视野，胃黏膜固有腺体显著减少，黏膜固有层见大量淋巴样细胞弥漫分布；B：高倍视野，细胞中等大小，胞浆淡染，部分透亮；核不规则，核仁明显；C：肿瘤细胞表达 T 细胞标记 CD3。

【延伸阅读】

在胃肠道原发淋巴瘤中,90% 以上都是 B 细胞来源,仅不足 10% 来源于 T 细胞,东亚人群中更为常见。在 T 细胞淋巴瘤中,以外周 T 细胞淋巴瘤-非特指型(Peripheral T-cell lymphoma-not otherwise specified,PTCL-NOS)多见,约占 20%~30%。PTCL-NOS 是一类未能独立分型的结内或结外成熟 T 细胞淋巴瘤。其缺乏特异性的临床病理学特征,缺乏可以与其他 T 细胞淋巴瘤相区别的免疫表型或遗传学特征。该肿瘤起源于胸腺后的 T 细胞,是一组异质性很高的恶性肿瘤,表现为侵袭性强、预后差。

T 细胞淋巴瘤在胃肠道内最好发于十二指肠和空肠,其次是回肠和结肠,胃较少累及。胃 T 细胞淋巴瘤好发于中老年人,临床症状缺乏特异性,可以表现为食欲下降,腹痛腹胀,恶性呕吐等。相比于结节或颗粒样增生为主的惰性 MALT 淋巴瘤,T 细胞淋巴瘤多表现为高侵袭性和破坏性的恶性特征。胃 T 细胞淋巴瘤的内镜特点如下:①肿块浸润伴/或溃疡形态为主,约 73%;②好发于胃的中上部分,即胃底和胃体,大部分是多灶性的;③有黏膜下肿瘤的特点,即 NBI 模式下,可见溃疡边缘隆起病灶表面的胃小区往往是正常完整的,胃小区和 IP 间距是扩张延长。

病理上,外周 T 细胞淋巴瘤的肿瘤细胞形态多样,大小不一。多数病例的肿瘤细胞为中等大小或大细胞,圆形或多角形,胞质淡染或透亮,细胞核较大且不规则,常可见核仁,核分裂象多见;少数病例的细胞以小淋巴样细胞为主。背景常见高内皮小静脉增生,分支状血管丰富。多数病例混有反应性小淋巴细胞、嗜酸性粒细胞、组织细胞和浆细胞。肿瘤细胞表达 T 细胞相关抗原 CD2、CD3、CD43 和 CD45RO,CD5、CD7 常常丢失;不表达 B 细胞相关抗原 CD20、CD79a。多数病例 CD4+、CD8−,少数 CD4−、CD8+,也有极少数为双阳性或双阴性。CD56、TIA-1、穿孔素及粒酶 B 罕见表达。另外,大多数外周 T 细胞淋巴瘤病例存在 *TCR* 基因克隆性重排。

胃原发性 T 细胞淋巴瘤发病率过低,因此抗 Hp 治疗对 T 细胞淋巴瘤的治疗效果目前还没有相关报道。放化疗是治疗胃原发性淋巴瘤的主要手段。大剂量化疗联合干细胞(自体干细胞或同种异体干细胞)移植治疗外周 T 细胞淋巴瘤的疗效较好。胃 T 细胞淋巴瘤较 B 细胞型的 5 年生存率低。

<table>
<tr><td>【特别提示】</td><td>▶ 胃中上部,多灶性,浸润型病灶;胃小区和 IP 扩张延长。

▶ 细胞形态多样,大小不一;多呈圆形或多角形,胞质淡染或透亮,核较大、不规则,常可见核仁,核分裂像多见;T 淋巴细胞标记 CD3 阳性,多数病例伴有一种或多种 T 细胞抗原(CD2、CD4、CD5、CD7、CD8)丢失;TCR 基因克隆性重排阳性。</td></tr>
</table>

(楼国春　闫玉)

参考文献

1. VAL-BERNAL J F,YLLERA E,MORIS M,et al. Endoscopic ultrasound-guided fine-needle aspiration cytology in the diagnosis of the gastrointestinal stromal tumor of the stomach [J]. Diagn Cytopathol,2020,48(9):833-839.

2. YAMAMOTO A,TATEISHI Y,AIKOU S,et al. The first case of gastric leiomyosarcoma developed through malignant transformation of leiomyoma [J]. Pathol Int,2021,71(12):837-843.

3. GARG R,ALRAJJAL A,BERRI R,et al. Primary Gastric Leiomyosarcoma:a Case Report and Review of the Literature [J]. J Gastrointest Cancer,2020,51(1):335-340.

4. YANG B,LU X. The malignancy among gastric submucosal tumor [J]. Transl Cancer Res,2019,8(7):2654-2666.

5. QI Z,YANG N,PI M,et al. Current status of the diagnosis and treatment of gastrointestinal schwannoma [J]. Oncol Lett,2021,21(5):384.

6. 许国强. 胃肠道黏膜下病变内镜超声检查术应用[M]:人民卫生出版社,2020.

7. RAHMAN S H,CHAUDHRY A W,RAOOF S,et al. Helicobacter pylori-Negative Gastric Mucosa-Associated Lymphoid Tissue Lymphoma Presenting as Massive Gastrointestinal Bleed [J]. Cureus,2022,14(9):e29125.

8. JUNG K,KIM D H,SEO H I,et al. Efficacy of eradication therapy in Helicobacter pylori-negative gastric mucosa-associated lymphoid tissue lymphoma:A meta-analysis [J]. Helicobacter,2021,26(2):e12774.

9. KOYA Y,WATANABE T,KUME K,et al. Usefulness of magnifying endoscopy and endoscopic ultrasonography for the gastric involvement of follicular lymphoma [J]. Clin J Gastroenterol,2020,13(1):55-59.

10. LEE H H,CHO S G,LEE I S,et al. Mantle cell lymphoma with gastrointestinal involvement and the role of endoscopic examinations [J]. PLoS One,2020,15(9):e0239740.

11. BAI Z,ZHOU Y. A systematic review of primary gastric diffuse large B-cell lymphoma:Clinical diagnosis, staging,treatment and prognostic factors [J]. Leuk Res,2021,111:106716.

12. CHESON B D,FISHER R I,BARRINGTON S F,et al. Recommendations for initial evaluation,staging, and response assessment of Hodgkin and non-Hodgkin lymphoma:the Lugano classification [J]. J Clin Oncol,2014,32(27):3059-3068.

13. SUMMERAUER A M,JAGGI V,OGWANG R,et al. Epstein-Barr virus and malaria upregulate AID and APOBEC3 enzymes,but only AID seems to play a major mutagenic role in Burkitt lymphoma [J]. Eur J Immunol,2022,52(8):1273-1284.

14. GRANAI M, LAZZI S, MANCINI V, ET AL. Burkitt lymphoma with a granulomatous reaction: an M1/Th1-polarised microenvironment is associated with controlled growth and spontaneous regression [J]. Histopathology, 2022, 80 (2): 430-442.

15. ISHIBASHI H, NIMURA S, KAYASHIMA Y, et al. Endoscopic and clinicopathological characteristics of gastrointestinal adult T-cell leukemia/lymphoma [J]. J Gastrointest Oncol, 2019, 10 (4): 723-733.

第四章
转移性肿瘤

　　胃转移性肿瘤指肿瘤细胞从原发部位经血液、淋巴或其他途径扩散至胃,其病理类型与原发肿瘤相同。胃是罕见的肿瘤转移部位,发生率为 0.2%~1.7%,最常转移到胃的肿瘤是乳腺癌(约 27%)、肺癌(约 23%)、黑色素瘤和肾细胞癌(均约 7%)。临床无特异性表现,平均发病年龄为 56~71 岁,距离首诊原发肿瘤时间约为 16~78 个月,中位生存时间约为 3 个月。

一、胃转移性乳腺癌

【病史特点】	女,65 岁,上腹部不适 2 周。
	患者 2 周前出现上腹部不适。胃镜检查示胃窦部溃疡。病理提示腺癌。患者乳腺癌病史 3 年,行"左乳癌改良根治术",术后辅以放疗及化疗。既往糖尿病、高血压病史。
【重要辅助检查】	乳腺癌术后病理:浸润性小叶癌,pT1N3M0,Luminal A 型。
	腹部增强 CT 及肝脏 MRI:胃癌(T4aN1M1)(图 4-0-1);肝多发转移瘤。
	全身骨扫描:全身多发性骨盐代谢异常增强,恶性肿瘤多处骨转移首先考虑。
	肝脏及腰椎病灶穿刺活检均考虑乳腺癌转移。
【内镜检查】	胃窦前壁近大弯见一稍凹陷褪色调发白病变(0-Ⅱc),大小约 1cm,边界较清、断崖式改变(图 4-0-2A 箭头所示,图 4-0-2B 虚线所示,图 4-0-2C),周围黏膜轻度堤状隆起发红;NBI-ME 见

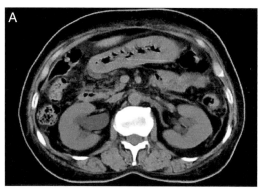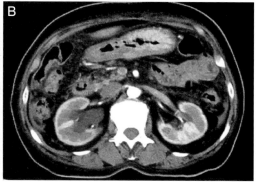

图 4-0-1　腹部增强 CT
A. CT 平扫;B. CT 动脉期。

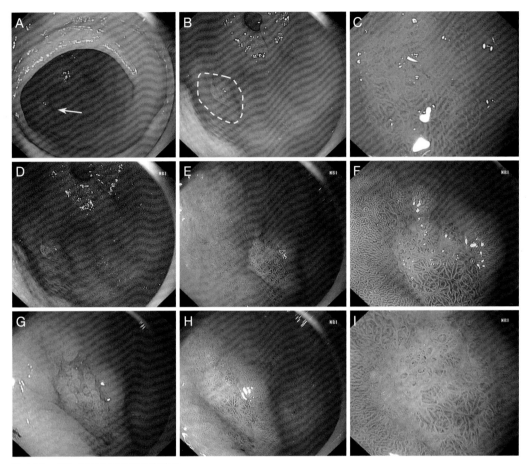

图 4-0-2   白光、NBI 及 NBI-ME 内镜表现

不规则腺管结构、loop pattern 及"圣域"黏膜（图 4-0-2D~F）；靛
胭脂喷洒 DL（+）（图 4-0-2G~I）。

【疾病诊断与治疗】   内镜发现胃窦前壁一 0-Ⅱc 样病变，结合病史、影像学及病
理，诊断乳腺癌术后多发转移（胃、肝、骨）。治疗方案：予白蛋白
紫杉醇+卡铂治疗 8 个周期后因化疗不耐受改为内分泌治疗（氟
维司群+阿贝西利）。

【病理诊断】   胃转移性乳腺浸润性小叶癌（图 4-0-3）。

【延伸阅读】   乳腺癌是女性最常见的恶性肿瘤，通常引起骨、肺、肝或脑
转移，而胃肠道转移少见，发生率仅为 0.1%~6%，但尸检系列研
究报道的发生率约为 2%~18%。临床常表现为非特异性胃肠
道症状，如消化不良、厌食、发热、恶心和体重下降等。乳腺癌
各组织亚型中浸润性导管癌最常见，占 75% 以上，但发生胃转
移最常见的病理类型是浸润性小叶癌，占胃肠道转移性乳腺癌
的 64%。

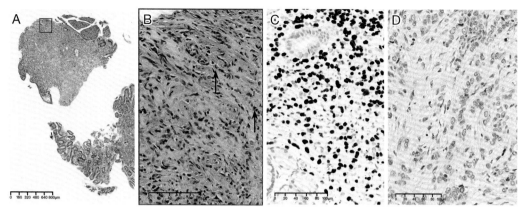

图 4-0-3　胃转移性乳腺浸润性小叶癌活检病理组织学及免疫组织化学染色图像

A. 活检标本低倍视野；B. 局部高倍视野 肿瘤细胞呈浸润性生长，细胞黏附性差，排列松散，部分可见列兵样、线性排列(↑)，细胞胞浆丰富、嗜酸，核偏位；C. 免疫组化标记 GATA-3 肿瘤细胞弥漫核阳性，结合病史，符合乳腺来源。D. 免疫组化标记 E-cadherin 阴性，提示乳腺小叶癌。

　　内镜很难区分乳腺癌胃转移与其他胃恶性病变。乳腺癌胃转移多为单发转移灶，常位于胃中上 1/3，内镜表现为：类似 Borrmann Ⅳ 型的弥漫性皮革胃样浸润，伴有胃黏膜皱褶肥大增厚(约 57%)、外部压迫(贲门和幽门，约 25%)、溃疡和息肉(约 18%)。94% 的病人同时存在多处转移，主要是骨转移(约 60%)、肝转移(约 20%)和肺转移(约 18%)。由血源或淋巴扩散引起的转移性病变通常浸润黏膜下层。乳腺癌胃转移多为黏膜下层和固有肌层的深度浸润，胃黏膜活检可能出现假阴性的情况。

　　乳腺浸润性小叶癌形态多样，可表现为核偏位的印戒细胞样形态，因此发生胃转移时可能与胃原发印戒细胞癌混淆。免疫组化可用于区分两者，乳腺癌相关性标志物 GCDFP-15、GATA-3 和雌、孕激素受体 ER、PR 可帮助判断。此外，浸润性小叶癌的肿瘤细胞会出现 E-cadherin 表达缺失及 P120 膜阴性、胞质阳性，该特征有助于胃转移性乳腺小叶癌与其他转移性乳腺癌亚型及原发性胃癌的鉴别。

　　乳腺癌从诊断到发现胃转移的中位间隔为 4~5 年，建议既往经过治疗的浸润性小叶癌患者出现早饱、体重减轻和胃痛等症状时及时进行胃镜检查和活检，活检阴性可能代表取样不够深，需要多次活检取样。在诊断为胃转移后，中位生存期在 10~28 个月，多器官转移者生存率进一步降低，抗肿瘤药物和激素治疗有效，但手术不能改善预后。

【特别提示】   ▶ 胃中上部;单发转移灶;弥漫性皮革胃样浸润,伴皱褶肥大增厚。
　　　　　　　　　▶ 在乳腺癌胃转移中,浸润性小叶癌最常见,形态多样,呈核偏位的
印戒细胞样形态;乳腺癌相关性标志物 GCDFP-15、GATA-3 和雌、孕
激素受体 ER、PR 阳性可帮助判断,浸润性小叶癌 E-cadherin 表达缺
失及 P120 膜阴性。

（张韵竹　闫玉）

二、胃转移性黑色素瘤

【病史特点】   男,41 岁,腹胀伴腹痛 10 天。

　　　　　　　　　患者于 10 天前无明显诱因下出现腹胀,伴右下腹隐痛,咳
嗽、深呼吸时加重。

　　　　　　　　　头面部、躯干、四肢皮肤及黏膜未见色素沉积、痣。

【重要辅助检查】   腹部增强 CT:左肺下叶类圆形肿块,直径约 33mm,边界
尚清(图 4-0-4A),增强扫描轻度强化(图 4-0-4B);肝内多发
低密度结节,增强扫描环形强化(图 4-0-4B、C)。胰腺内多
发低密度结节,轻度强化;右肾上极见低密度结节影,大小约

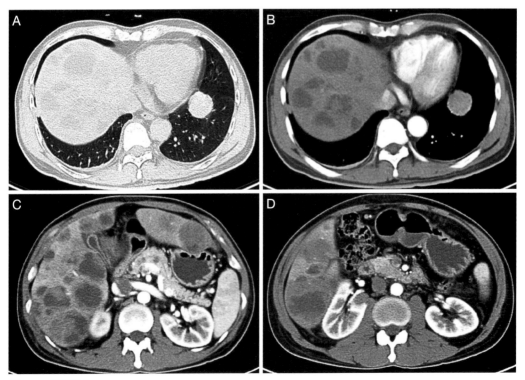

图 4-0-4   腹部增强 CT

21mm×15mm,边界欠清(图4-0-4C、D)。提示肝广泛转移,肺、胰腺、右肾、右肾上腺转移。

【内镜检查】 食管、胃底、胃体、十二指肠均见散在黑色丘状息肉样隆起,大小约0.4~0.7cm,较大病灶表面见糜烂(图4-0-5A~D);EUS示胃体隆起处可见不均偏低回声,横截面约6.8mm,局部胃壁层次欠清(图4-0-5E),十二指肠隆起处可见中等偏低回声团,横截面约3.9mm,局部肠壁层次欠清(图4-0-5F)。

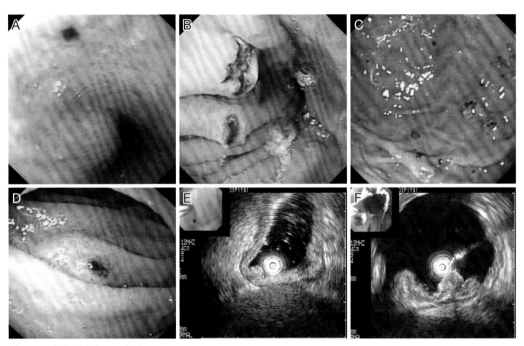

图4-0-5 白光内镜及EUS表现

【疾病诊断与治疗】 内镜发现食管、胃底、胃体、十二指肠散在黑色息肉样隆起,结合病史、病理及影像学检查诊断为转移性黑色素瘤,原发灶未明。患者未进一步诊治,1年余后死于该病。

【病理诊断】 恶性黑色素瘤(图4-0-6)。

【延伸阅读】 恶性黑色素瘤(malignant melanoma,MM)是一种来源于皮肤、黏膜、眼底及中枢神经系统等色素沉着区域黑色素细胞的恶性肿瘤,主要发生在中老年人,男:女约为2.6:1,95%以上为皮肤来源。该病在我国发病率较低(约0.8/10万),但恶性程度高。其发病部位隐匿,早期缺乏特异性的临床症状,易局部复发并伴发血行或淋巴结转移,故死亡率高。

原发灶不明的黑色素瘤(melanoma of unknown primary,

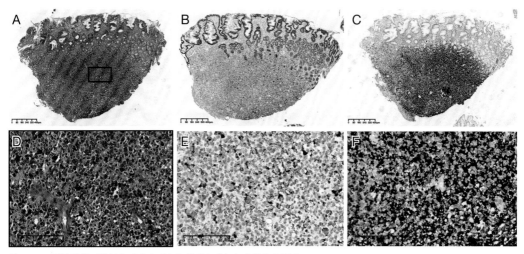

图 4-0-6　胃转移性恶性黑色素瘤病理组织学及免疫组织化学染色图像

A. 低倍视野,活检组织全景视图,黏膜下层可见大片棕黑色区域;B. 免疫组化上皮性标记 CK(AE1/AE3)示小凹上皮及固有腺上皮阳性,黏膜下层肿瘤区域阴性;C. 免疫组化黑色素标记 HMB45 示黏膜下层肿瘤弥漫阳性;D. 示 A 图局部放大高倍视野,肿瘤细胞片状弥漫分布,可见多量颗粒状棕褐色色素,细胞体积较大,呈圆形、上皮样;胞浆丰富、嗜酸,细胞核圆形,本病例核仁不明显;E. 示 B 图局部放大高倍视野,免疫组化上皮性标记 CK(AE1/AE3)肿瘤细胞阴性(周边棕褐色颗粒状物质为色素颗粒,非免疫组化特异性着色,可对比图 D,HE 切片下亦见);F. 示 C 图局部放大高倍视野,免疫组化黑色素标记 HMB45 肿瘤细胞浆弥漫阳性。

MUP)是指通过在淋巴结、皮下组织和其他远端部位发现转移性黑色素瘤,而没有明显的原发病变。病因可能为发生转移后免疫介导致原发肿瘤消退。MUP 发病率约占 MM 的 3%。与相同阶段的已知原发患者相比,MUP 患者似乎有更好的结果。

胃肠道黑色素瘤以转移性为主,黑色素瘤胃转移多发生在成人(25~89 岁),男性偏多(64%),主要症状为腹痛和消化道出血。内镜下病灶呈黑褐色,但也有色素分布不均甚至无色素的。病灶呈多发性,主要位于胃体(约占 80%),病灶形态可分为两类:黏膜下肿瘤型(伴或不伴中央凹陷)和原发胃癌型(分为早期胃癌型及进展期胃癌型),瘤体表面常有糜烂或溃疡。类似原发或转移黑色素瘤的鉴别与肿块的大小、病灶的多少、有无皮肤或眼部病变等相关。与原发性胃黑色素瘤(PGM)相比,转移性黑色素瘤胃内病灶往往数量较多,可同时累及食管、十二指肠甚至结肠;病灶的大小相近,但单个病灶体积更小;CT、PET/CT 发现胃肠道以外的肿瘤性病灶,有助于后者的诊断。

黑色素瘤胃转移组织学上与其他部位的恶性黑色素瘤相

似,瘤细胞弥漫浸润性生长,细胞异型性明显,细胞界线不清,有时在胞质内可见多少不等的非折光性黑色素颗粒,可见核沟、核折叠和假包涵体,大的嗜酸性核仁为突出的特征,核分裂多见;瘤细胞形态变异较大。黑色素颗粒在诊断时有较大的提示作用,但因黑色素分布不均及取材导致未见明确黑色素颗粒时,易误诊为低分化癌、淋巴瘤、神经内分泌肿瘤、胃肠间质瘤、平滑肌肉瘤等其他肿瘤。免疫组化染色 CK 通常为阴性,HMB45、Melan-A、S100 通常阳性。此外,恶性黑色素瘤可检测到 *KIT* 基因的突变或扩增,*NRAS* 基因突变、*BRAF* 基因突变(多为 V600E 突变)及 *MITF* 基因扩增。不过胃转移性恶性黑色素瘤与原发性恶性黑色素瘤在组织学及免疫组化表型上无明显区别。

黑色素瘤胃转移的治疗方法包括手术、化疗、免疫治疗和全身治疗等。手术仍是主要治疗方法,活检确诊后即使是晚期患者如一般条件允许也应争取手术,行姑息切除。辅助治疗药物包括:大剂量干扰素 α2b 治疗,BRAF 抑制剂 ± MEK 抑制剂(如存在 *BRAF* 突变)、PD-1 单抗等。

胃转移性恶性黑色素瘤预后总体欠佳,恶性黑色素瘤转移至胃肠道是预后不良的标记,中位生存期仅 3 个月,2 年生存率仅为 4%,而胃内单个转移灶者预后较多发转移灶佳。

【特别提示】　　▶ 黑色素沉着具有提示作用。
　　　　　　　　▶ 与其他部位的恶性黑色素瘤组织学相似;黑色素颗粒多少不等;HMB45、Melan-A、S100 通常阳性。

(陈妙研　陶思琪)

三、胃转移性肺癌

【病史特点】　　　　　男,68 岁,阵发性咳嗽咳痰伴痰中带血 1 个月余。

患者 1 个月余前受凉后出现阵发性咳嗽,伴咳黄脓痰,痰中带血丝,伴胸闷气促、畏寒寒战,胸部 CT 提示进展期肺癌。

【重要辅助检查】　　　腹部增强 CT:胃体中部后壁进展期胃癌,Borrmann 分型:(Ⅲ型浸润溃疡型),浸润深度:T3(侵犯浆膜下结缔组织),有黏液腺癌特征,累及第 3 组淋巴结,累及淋巴结数目 N2(3~6 个)(图 4-0-7A,箭头所示)。

肺增强 CT:左肺下叶肺门旁肿块,考虑肺癌可能大,伴纵

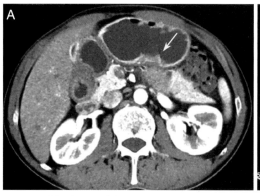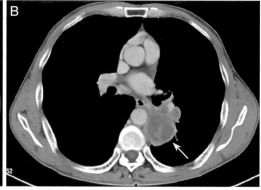

图 4-0-7　腹部增强 CT、胸部增强 CT

隔及肺门淋巴结转移,左肺下叶阻塞性炎症(图 4-0-7B,箭头所示)。

【内镜检查】　　　　胃体中部后壁见一溃疡型肿块,大小约 3.0cm,规则圆形火山口样,边缘呈光滑堤状隆起,底部覆污苔(图 4-0-8A、B,箭头所示)。

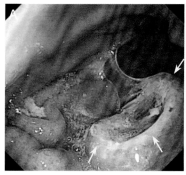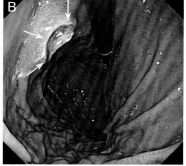

图 4-0-8　白光内镜表现

【疾病诊断与治疗】　　　内镜发现一直径约 3cm、伴溃疡、Borrmann Ⅲ 型病变,结合病理、影像学检查,诊断为胃转移性肺腺癌,低分化型。患者存在超出胸腔的远处单器官多灶转移 / 多器官转移(pM1c),以全身治疗为主。患者自动出院后失访。

【病理诊断】　　　胃转移性肺腺癌(图 4-0-9)。

【延伸阅读】　　　胃转移性肺癌临床罕见,尸检中肺癌出现胃转移的发生率为 0.2%~0.5%。肺癌出现血行转移较为常见,特别是未分化及低分化型肺癌,可在早期发生转移,其最常见的部位是肝、肾上腺、骨及脑等。而肺癌出现种植性转移仅仅为一种设想,目前尚未有研究证实癌细胞脱落至痰液中,并经吞咽种植至胃

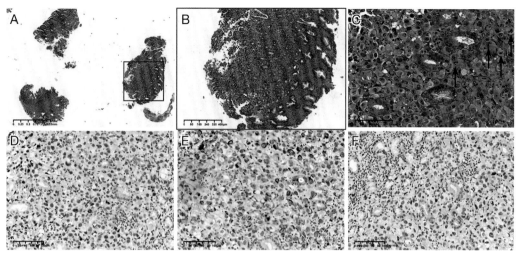

图 4-0-9　胃转移性肺腺癌活检病理组织学及免疫组织化学染色图像

A. 低倍视野,可见 3 块活检组织;B. 其中 1 块组织内见稀疏的固有腺体,伴腺体间成片的异型细胞;C. 肿瘤细胞在正常的胃腺体间弥漫浸润生长,核异型明显,胞浆丰富,嗜酸性,核分裂象易见(↑);D. 免疫组化标记 TTF-1 肿瘤细胞核弱阳性,E. 免疫组化标记 CK7 肿瘤细胞阳性,F. 免疫组化标记 CK20 肿瘤细胞阴性。

黏膜。

胃转移性肺腺癌通常表达 TTF-1、NapsinA、CK7,而 CK20 阴性;胃原发肿瘤大多 TTF-1 阴性,CK20 及 CK7 表达不一。TTF-1 既往被认为是肺腺癌的特异性标记,但也有近 25% 的胃原发腺癌呈 TTF-1 阳性,故不能依靠单一的免疫组化指标判断肿瘤来源。本例患者的胃部肿瘤细胞在胃腺体间浸润生长,免疫组化表型呈 TTF-1 弱阳性,CK7 阳性,CK20 阴性,结合其肺腺癌病史,符合胃转移性肺癌。

肺癌胃转移预后差,中位生存期约为 3 ~11 个月。化疗是晚期肺癌的主要治疗手段,化疗所致的肿瘤坏死会增加胃转移灶的出血或穿孔风险,手术切除转移灶对预后影响尚不明确,但对于难治性出血、穿孔、流出道梗阻、孤立性胃转移灶,姑息性切除仍有获益。

【特别提示】　　▶ 内镜表现类似于其他胃恶性肿瘤。

　　　　　　　　▶ 与肺癌原发灶的组织学相似;免疫表型同原发灶。

（方诚　徐霞）

参考文献

1. REGGIANI H C,PONGELUPPI A C A,FERREIRA V,et al . Endoscopic diagnosis of gastric metastases from malignant melanoma:systematic review［J］. Clin Endosc,2022,55（4）:507-515.

第五章
瘤样病变

一、增生性息肉

【病史特点】	女,59岁,发现胃肿物1个月余。

患者1个月余前胃镜发现胃多发息肉,胃窦不规则息肉样隆起。平素偶感腹部不适,碳14呼气试验阳性,未除菌治疗。既往阑尾切除史、肾结石激光碎石术。母亲结肠癌病史,余无殊。

【重要辅助检查】 暂无。

【内镜检查】 胃窦小弯可见一不规则、菜花样、多发结节状隆起(0-Is型)(图5-0-1A、B),大小约3.0cm,病灶发红,局部见黏膜糜烂,上覆白苔,病灶与周围正常组织分界清晰;NBI下见棕色调改变(图5-0-1C、D),NBI-ME下可见腺体密集增生、腺管扩张(图5-0-1E)。ESD标本如图5-0-1F所示。

【疾病诊断与治疗】 内镜发现一直径约3cm、0-Is病变,考虑良性病变,病灶较大,患者治疗意愿强烈,遂予ESD治疗,术后1年随访未见异常,临床恢复可。

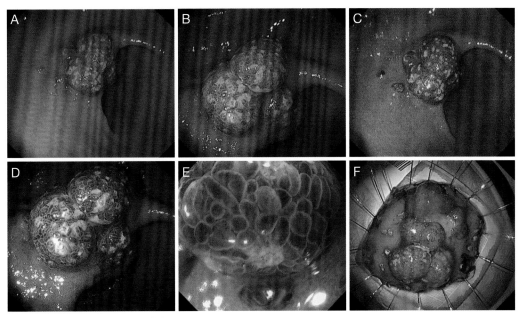

图 5-0-1 白光、NBI 及 NBI-ME 内镜表现

【病理诊断】　　　　　　增生性息肉（图 5-0-2）。

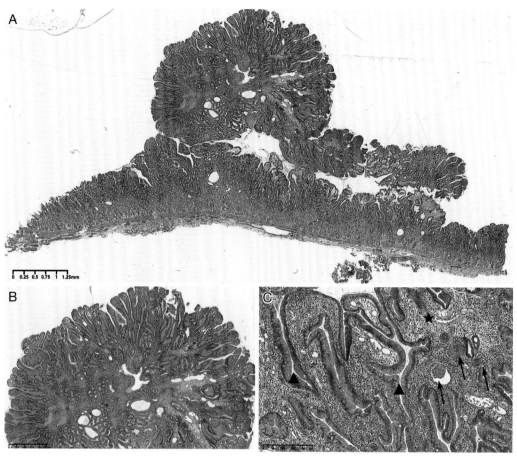

图 5-0-2　增生性息肉病理组织学图像

A. 息肉呈无蒂隆起型病变；B. 息肉主体由显著增生的小凹上皮构成；C. 小凹拉长、扭曲，向深部间质延伸（▲），固有层间质水肿，薄壁血管增生、扩张（↘），伴炎症细胞浸润（★）。

【延伸阅读】　　　　　　胃增生性息肉（hyperplastic polyp）是胃黏膜损伤后上皮过度增生形成的息肉状病变，是胃息肉的常见类型之一，多存在慢性炎症刺激，如慢性萎缩性胃炎、幽门螺杆菌感染、溃疡、恶性贫血、手术吻合口等。胃增生性息肉具有恶变潜能，约 1.5%~3% 会发生恶变，息肉体积较大（>1cm）、带蒂、胃切除术病史、同时性肿瘤，以及年龄>50 岁、严重萎缩、肠上皮化生、A 型萎缩性胃炎、高胃泌素血症均是恶变相关危险因素。一般无明显临床症状，若息肉生长过大可导致病灶溃疡出血、流出道梗阻、恶性贫血等。

内镜下表现为隆起性病灶，全胃均可发生，24%~60% 发生于胃窦，29%~56% 发生于胃体与胃底，大约 2/3 病灶为单发,且在 1cm 以内,10% 病灶大小在 2cm 以上。直径<1.5cm 的病灶多呈圆丘状,息肉过大则表现为分叶状,可带蒂或亚蒂,近距离或放大观察可见腺体密集、增生、腺管扩张、增生性小窝等。触之易出血,表面可伴有溃疡或坏死。若病灶出现表面黏膜发红、顶端饱满、底端带蒂状、不规则或结节状表面、覆有白苔、易出血、直径>1cm 等表现,则需注意是否发生恶变。

增生性息肉组织学上表现为胃小凹上皮的显著增生、拉长及扭曲,可伴囊性扩张。固有层间质高度水肿,并伴急慢性炎症细胞浸润。增生性息肉表面糜烂时,上皮细胞会出现反应性/修复性改变,需与异型增生鉴别。

治疗上,对于 0.5cm 以上息肉应予以切除,并评估患者 Hp 感染情况及胃黏膜异型增生情况,根据患者病情进行除菌治疗及定期内镜监测,Hp 除菌治疗可消除约 70% Hp 感染患者增生性息肉病灶。

【特别提示】
- ▶ 单发、发红;圆丘状、分叶状、带蒂或亚蒂;腺体密集增生、腺管扩张、增生性小窝。
- ▶ 胃小凹上皮显著增生,拉长、扭曲,可伴囊性扩张;固有层高度水肿,伴急慢性炎症细胞浸润。

（王瑜琪　姜珊珊）

二、胃底腺息肉

【病史特点】　男,62 岁,发现胃肿物半年。

患者半年前胃镜发现胃体隆起,大小约 0.4cm。患者无不适症状。既往高血压病史。

【重要辅助检查】　暂无。

【内镜检查】　胃体中部大弯见一大小约 0.4cm 稍发红黏膜隆起,边界清,NBI 下未见茶色征(图 5-0-3A),表面腺管稍扩张、基本规则,表面血管扩张(图 5-0-3B)。

【疾病诊断与治疗】　内镜发现一直径约 0.4cm、不伴溃疡、0-Ⅱa 样病变,考虑良性病变,表面腺管稍扩张,异型增生不能除外,予以内镜下切除治疗。

【病理诊断】　胃底腺息肉(图 5-0-4)。

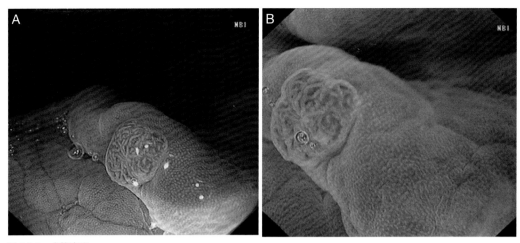

图 5-0-3 内镜表现

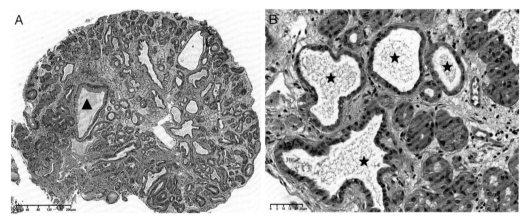

图 5-0-4 胃底腺息肉病理组织学图像
A. 息肉呈半球状圆顶隆起,息肉表面被覆小凹上皮,部分内陷、扩张(▲);B. 病变主体由小凹上皮下方大小不等的胃底腺构成,可见胞浆嗜酸的壁细胞和胞浆嗜碱的主细胞,部分囊状扩张(★)。

【延伸阅读】 胃底腺息肉(fundic gland polyp,FGP)是起源于胃黏膜上皮最常见的息肉类型之一。胃底腺息肉多见于女性,早期发生率约为 0.2%~2%,随着 PPI 的广泛应用,发生率明显上升,可达14%~36%。胃底腺息肉也可见于家族性腺瘤性息肉病(familial adenomatous polyposis,FAP)患者,其中 25%~54% 可发生异型增生。无论散发的 FGP,还是与 FAP 相伴的 FGP,均与 *GNAS*、*KRAS*、*APC* 和 *β-catenin* 基因突变相关。

FGP 在内镜下常见于 Hp 阴性非萎缩性背景的患者,见于胃底和胃体。多小于 5mm,表面光滑,白光下可见等色无蒂息肉,表面和周围非萎缩黏膜可见规则排列小静脉。NBI 下可见与周围黏膜一致的白色点状隐窝开口,排列规则。靛胭脂染色后病变边缘和光滑表面结构更清晰。FGP伴轻度异型增生发生率<1%,高度异型增生发生率更低。有关FGP的高度异型增生和浸润性癌变的报道多见于个例报道。

组织学上FGP由数量不等的微囊状扩张样胃底腺(泌酸腺)腺体构成,表面小凹变短或消失,增生扩张的腺体可含有主细胞、壁细胞和颈黏液细胞,间质炎症轻微,背景胃黏膜通常无明显异常。FGP伴异型增生主要累及息肉表面的胃小凹上皮,常见于FAP患者,而散发者较罕见。

对于大小在0.5~1.0cm之间的FGP建议活检,大于1.0cm者应完整切除;也有认为大于0.5cm的息肉应内镜下完整切除。对于根除Hp后的FGP患者,需要密切随访,此类患者胃癌的发生不是来源于FGP,而是萎缩性胃炎;对于发生在FAP的FGP,应严密随访,但无相关指南。

【特别提示】　　▶ Hp阴性背景,多发;表面光滑、结构清晰,无蒂息肉,边缘清晰;与周围黏膜一致、排列规则的白色点状隐窝开口。

▶ 由增生的胃底腺构成,伴数量不等的微囊状扩张;表面小凹变短或消失。

(王小英　姜珊珊)

三、黏膜下异位胃腺体

【病史特点】　　女,52岁,餐后腹部不适2年。

患者2年前进食后出现腹部不适,稍有胃胀感。EUS提示胃体约2cm大小隆起,囊性,静脉瘤或囊肿可能;腹部CT示胃体间质瘤可能。

【重要辅助检查】　　胃增强CT:胃体部见一结节,带蒂与胃壁相连,大小约15mm×13mm,增强后明显强化,欠均匀(图5-0-5A、B,箭头所示)。胃体部带蒂结节,考虑间质瘤可能大。

【内镜检查】　　胃体大弯见一球状隆起,大小约2cm,带亚蒂,表面充血(图5-0-6A);EUS见起源于黏膜下层的液性暗区,部分切面呈分隔状(图5-0-6B,箭头所示)。

【疾病诊断与治疗】　　内镜发现一大小约2cm隆起型病变,结合相关检查,考虑良性病变,起源于黏膜下层,性质不明,予ESD诊断性切除。术

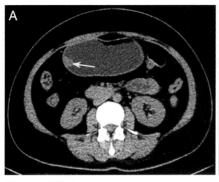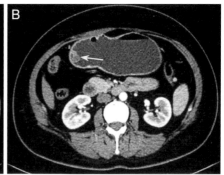

图 5-0-5　胃增强 CT

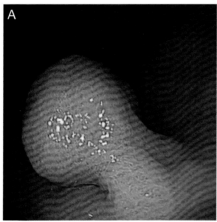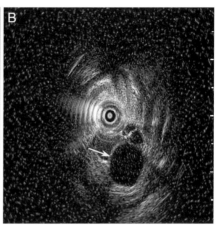

图 5-0-6　白光内镜、EUS 表现

后 1 年胃镜复查未见明显异常,临床恢复可。

【病理诊断】　　　　黏膜下异位胃腺体(图 5-0-7)。

【延伸阅读】　　　　黏膜下异位胃腺体(heterotopic submucosal gastric gland,
HSGG)是一种胃黏膜由于先天畸形,或者反复炎症、糜烂以及
手术等因素导致的黏膜肌破损而进入黏膜下层生长所形成的
病变。HSGG 好发于胃上 1/3 部,男性多见。临床表现无特异性,
可表现为腹痛、腹胀、幽门梗阻、消化道出血等。

　　HSGG 病理学表现为胃黏膜组成成分异位到黏膜下层,可
伴随腺体囊性扩张。组织学背景多样,与其形成机制有关。先
天畸形所导致的 HSGG 炎症背景不明显,大体呈息肉样隆起,
体积较大,组织学呈错构瘤样的表现,可见再生改变的小凹上
皮、囊性扩张的幽门腺腺体、胃底腺腺体以及增生紊乱的平滑
肌,此时多用"胃内翻性错构瘤性息肉(gastric hamartomatous
inverted polyp,GHIP)"这一诊断术语。因反复炎症、糜烂以及
手术等因素导致的 HSGG,病变一般较小,组织学上多由小凹上

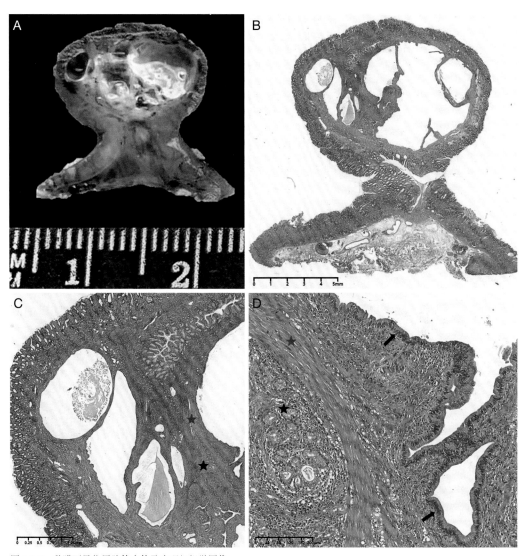

图 5-0-7 黏膜下异位胃腺体大体及病理组织学图像

A. 大体呈亚蒂息肉样；B. 切片全景图，黏膜下层见大小不等扩张的囊腔；C. 黏膜肌及黏膜下迷入的囊性扩张腺体及幽门腺(★)，部分腺体周围由平滑肌包绕(★)，背景间质淋巴组织增生伴淋巴滤泡形成；D. 扩张腺体被覆黏液柱状上皮(➡)。

皮和/或幽门腺构成，可伴腺体扩张或肠上皮化生，诊断为深在性囊性胃炎(gastritis cystica profunda，GCP)。

HSGG 内镜下呈局限性隆起表现时，需与胃间质瘤、息肉、错构瘤等鉴别；呈弥漫性表现时，需与巨大肥厚性胃炎、淋巴瘤鉴别。由于缺乏特异性的临床、内镜、影像学表现，术前诊断困难。EUS 在 HSGG 的术前诊断中有较高的价值，特征性表现为病变起源于黏膜层并逐渐延伸至黏膜下层，形成多个低回声囊性扩张；其他表现有黏膜层、黏膜下层增厚；累及固有肌层时，可见固有肌层低回声囊性扩张。此外 CT 在诊断中也有一定作用，表现为平扫低密度灶，外周边缘增强；动脉期峰值增强和静脉期增强区域的逐渐扩大有助于识别 HSGG 癌变。

　　HSGG 在胃癌和消化性溃疡胃切除标本中的发现率约为 4%~20%。HSGG 通常被认为是一种良性病变，与肿瘤无关；但有 HSGG 发生胃癌的个案报道，说明 HSGG 存在着恶变的潜能，具体的癌变率尚无数据。当癌变仅仅局限于 HSGG，并没有累及黏膜下间质时可以诊断为黏膜内癌。

　　根据胃内翻性错构瘤性息肉内部有无与胃腔相通、边界平滑肌包绕情况及组织结构是否规则分为 3 型。Ⅰ型内部与胃腔相通，周围可见平滑肌包绕的边界，倒置的黏膜保留了正常胃黏膜结构，整体呈花瓶样外观，内镜下可见表面开口、凹陷或者黏液分泌，具有较高恶变潜能，可能与其存在和胃腔相通的腔隙更易受到致癌物的侵袭有关。Ⅱ型和Ⅲ型表面覆盖完整的黏膜，与胃腔不相通。Ⅱ型倒置黏膜保留了正常胃黏膜结构，周围可见平滑肌包绕的边界，易合并胃内其他部位的癌。Ⅲ型腺体结构复杂，无平滑肌包绕的边界，呈小叶状增生或囊性扩张，伴平滑肌增生，恶变可能性较小。因此对于内镜下可见凹陷、开口、黏液分泌的Ⅰ型胃内翻性错构瘤性息肉应进行积极的治疗，对于Ⅱ型需注意细致观察胃内其他部位。

【特别提示】　　　▶ 胃上 1/3 部，局限性/弥漫性隆起；EUS 示起源于黏膜层，延伸至黏膜下层，可及固有肌层，所累及结构增厚，形成多个低回声囊性扩张。
　　　　　　　　　▶ 胃黏膜组成成分异位到黏膜下层，可伴随腺体囊性扩张。包括胃内翻性错构瘤性息肉（先天性的畸形所导致）和深在性囊性胃炎（因反复炎症、糜烂以及手术等因素导致）。

（陈旭永　姜珊珊）

四、异位胰腺

【病史特点】　　　　女，61 岁，发现胃肿物 10 余天。
　　　　　　　　　　患者 10 余天前胃镜检查发现胃窦隆起，考虑黏膜下肿瘤。患者无不适症状。

【重要辅助检查】　　鳞状上皮细胞癌抗原：1.6ng/mL。
　　　　　　　　　　胃增强 CT 示：胃窦幽门部见局限性增厚、强化，大小

5mm×5mm。

【内镜检查】　　胃窦部大弯见一隆起性病变,大小约 0.8cm,中央有凹陷,周边黏膜光滑,存在黏膜桥(图 5-0-8A、B)。EUS 于病灶黏膜下层见一低回声区,内部回声不均匀,可见片状高回声和无回声改变,形态不规则,边界欠清,横截面大小约 5.7mm×6.6mm(图 5-0-8C、D,箭头所示)。

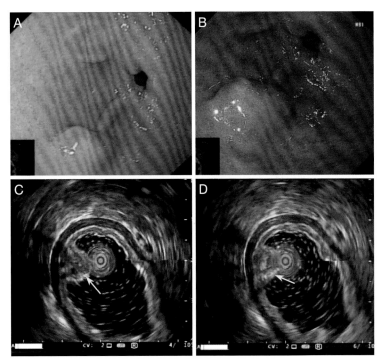

图 5-0-8　白光内镜、EUS 表现

【疾病诊断与治疗】　　内镜发现一直径约 0.8cm、不伴溃疡、0-Ⅱa 病变,考虑为黏膜下肿瘤,异位胰腺首先考虑。为明确诊断,行内镜下切除术。

【病理诊断】　　异位胰腺(图 5-0-9)。

【延伸阅读】　　异位胰腺是指位于胰腺以外部位且与正常胰腺缺乏解剖和血供连续性的孤立胰腺组织,属于先天性发育异常。最常见的发生部位是上消化道,主要是胃(25.5%),十二指肠(27.7%)和空肠(15.0%),也可发生在食管、回肠、结肠、胆道、肝、脾、纵隔和梅克尔憩室。胃内异位胰腺常位于幽门前方(幽门前 6cm内)的胃窦大弯或后壁,一般单发,多发罕见。约 85% 的异位胰腺无症状,部分患者存在轻度血淀粉酶升高,少部分可出现消化道出血、梗阻或腹痛。所以异位胰腺大多在内镜检查或手术

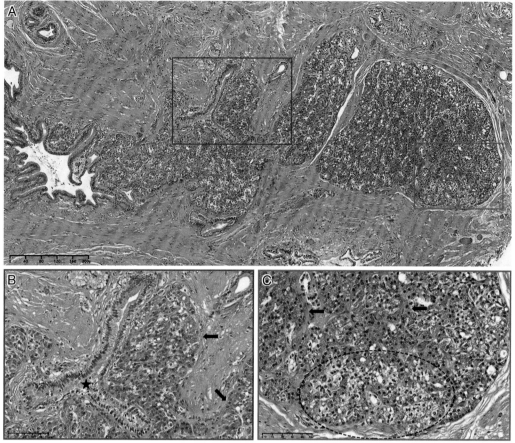

图 5-0-9　异位胰腺病理组织学图像

胃黏膜下可见胰腺导管（★）、腺泡（➡）和胰岛（⠒⠒）。

A. 低倍视野，增生平滑肌内见胰腺组织；B. 高倍视野，见胰腺导管（★）、腺泡（➡）；C. 高倍视野，见胰岛（⠒⠒）。

中偶然发现。

内镜下异位胰腺常表现为中央有脐样凹陷的黏膜下肿物，一般小于 3cm。胃异位胰腺 EUS 特征如下：①病变通常位于黏膜下层到固有肌层；②多表现界线不清的低回声肿块，内部可有斑点的高回声；③附近的固有肌层可表现纺锤状增厚；④部分异位胰腺还可以在内部见到囊性改变。CT 和 MRI 对异位胰腺也有一定的识别能力。增强 CT 中胃异位胰腺通常位于胃窦，并向腔内生长，呈椭圆形或扁平状，边界模糊，长径和短径的比例大于 3∶1。腺泡成分的强化程度等于或高于正常胰腺，导管或增生的肌组织强化程度会低于正常胰腺。MRI 显像中 T1 期呈明显的高信号，在动脉期的后期也有显著增强。

异位胰腺在胃壁全层均可发生，根据其组织学组成，分为四种类型：①典型的胰腺组织，包括胰腺腺泡、导管和胰岛；

②胰腺腺泡为主,少量导管,缺乏胰岛;③胰腺导管为主,少量或缺乏腺泡,缺乏胰岛;④只有胰岛,不含胰腺外分泌组织。

小于 2cm 的异位胰腺通常内镜和 EUS 就可以诊断,较大的异位胰腺还需结合 CT 和 MRI。鉴别诊断包括胃肠间质瘤、神经鞘瘤、神经内分泌肿瘤、腺癌、淋巴瘤等。有囊性病灶的异位胰腺还需与深在性囊性胃炎和胃淋巴管瘤相鉴别。胃异位胰腺的恶变罕见,为 0.7%~1.8%。如果病变增大,表面出血需考虑恶变,可以结合 EUS-FNA 明确诊断。对于存在感染、出血、梗阻和怀疑恶变的胃异位胰腺建议切除治疗。

【特别提示】 ▶ 单发,胃窦大弯或后壁,SMT 样隆起伴中央脐样凹陷;EUS 示低回声肿块,界线不清,内部斑点高回声、囊性改变,固有肌层纺锤状增厚。
▶ 呈典型的胰腺组织形态,由腺泡和/或导管和/或胰岛组成,可发生于胃壁全层。

(钟丹丹　姜珊珊)

五、炎性纤维性息肉

【病史特点】 男,57 岁,上腹痛半年余。

患者半年余前无明显诱因下出现上腹痛,伴反酸嗳气,口服药物后稍好转,无恶心呕吐、无腹泻、无黑便等不适。行胃镜检查示胃窦前壁隆起病灶,予 Hp 根除治疗,上腹痛症状反复,药物治疗无效,近 2 个月症状加重。既往哮喘病史、高血压、高脂血症病史,花粉及磺胺类药物过敏史,吸烟史、饮酒史数年。

【重要辅助检查】 胃增强 CT:胃窦壁局部结节状增厚,约 14.1mm×11.0mm×13.0mm,增强后均匀强化,余胃壁无异常增厚(图 5-0-10)。

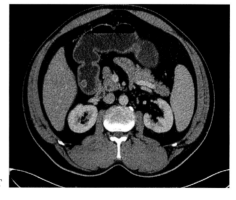

图 5-0-10　胃增强 CT

考虑良性病变,神经鞘瘤较异位胰腺可能大。

【内镜检查】　　　　　胃窦前壁可见一椭圆形隆起,大小约 2.5cm(图 5-0-11A、B),质稍韧,触之不可滑动,病灶表面发红,稍粗糙,病灶口侧表面可见凹陷,未见破溃或出血,病灶肛侧可见黏膜桥。NBI 下可见局部茶褐色改变(图 5-0-11C),表面见增生性小凹,腺管结构部分扩张,未见微血管扩张或畸形(图 5-0-11D)。EUS 于病灶处黏膜下层见一中等回声区(图 5-0-11E,箭头所示),边界清晰,内部回声不匀,可见分叶状改变,切面大小约 1.17cm×0.73cm。ESD 标本如图 5-0-11F 所示。

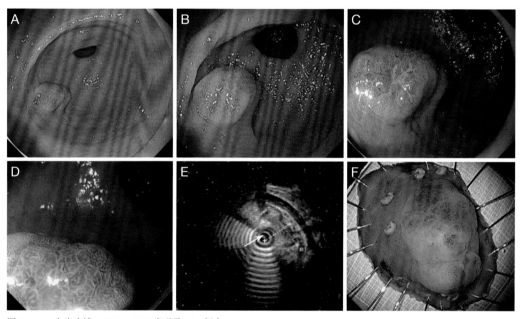

图 5-0-11　白光内镜、NBI-ME、EUS 表现及 ESD 标本

【疾病诊断与治疗】　　内镜发现一直径约 2.5cm、隆起型病变,考虑良性病变,肿瘤不能除外,予以 ESD 治疗。术后随访 1 年未见复发,临床恢复可。

【病理诊断】　　　　　炎性纤维性息肉。大小 2cm×1cm(图 5-0-12、图 5-0-13)。
　　　　　　　　　　　分子检测 *PDGFRA* exon18 c.2525A>T(p.D842V)突变阳性。

【延伸阅读】　　　　　炎性纤维性息肉(inflammatory fibroid polyp,IFP)起源于间叶组织树突状细胞,表现为炎症背景下血管周围梭形细胞的异常增生,其发病与 *PDGFRA* 过表达、功能获得性突变具有相关性,是消化道罕见良性肿瘤,最常发生于胃(约 70% 发生于胃

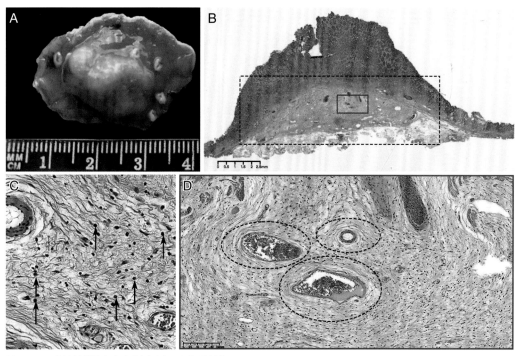

图 5-0-12　炎性纤维性息肉大体图及病理组织学图像

A. 炎性纤维性息肉大体图;B. 切片全景图,病变主要位于黏膜下层(⬚⬚⬚⬚);C. 间质伴有显著的炎症反应,其中较多嗜酸性粒细胞浸润(↑);D. 间质疏松水肿,黏液样,血管周梭形细胞呈漩涡状增生,似"洋葱皮样"(⬭⬭)。

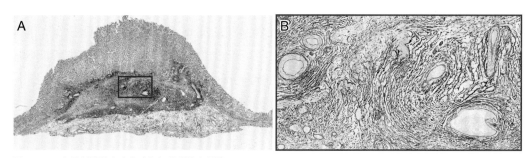

图 5-0-13　炎性纤维性息肉免疫组织化学染色图像

A. CD34 标记,梭形细胞胞浆弥漫阳性;B. 在增生血管周围勾勒出"洋葱皮"样外观。

窦),其次为小肠。胃 IFP 应警惕同时伴发腺瘤或腺癌,约 8% 的胃 IFP 患者在同一发病区域伴有腺瘤或腺癌。

　　IFP 多见于老年人,多为单发、孤立性病灶。可表现为家族聚集性 IFP,多与 *PDGFRA* 突变有关,Allibone 曾报道一例小肠多发 IFP,该族系三代均患有小肠多发 IFP,称之为 Devon 息肉病综合征(Devon polyposis syndrome)。

　　IFP临床表现取决于病灶位置及大小,一般无明显临床不适症状,若息肉较大可引起腹痛、早饱、溃疡、贫血等,位于胃流出道或小肠的息肉可引起消化道梗阻相关临床症状。IFP内镜下表现为带蒂或亚蒂状隆起性病灶,属于黏膜下肿瘤,直径1.5~9cm,质硬或质韧,表面覆盖正常胃黏膜,周边可有黏膜桥,微结构和微血管形态规则,大于1cm病灶可出现发红、凹陷、溃疡、白苔等;EUS可见病灶起源于黏膜或黏膜下层,呈低回声结节,内部回声均匀,边界不清,需与异位胰腺、胃肠间质瘤、平滑肌瘤等鉴别。

　　IFP由梭形和星状基质细胞组成,其间质疏松水肿,薄壁血管增生,围绕血管周围增生的纤维母细胞呈漩涡状排列,似"洋葱皮样",间质伴嗜酸性粒细胞浸润,"洋葱皮样"结构和嗜酸性粒细胞的浸润是IFP的特征性改变。免疫组化梭形细胞CD34阳性、CD117阴性(鉴别胃肠间质瘤)、S-100阴性(鉴别神经源性肿瘤),而Ki-67增殖指数低于1%。IFP病灶内 *PDGFRA* 突变率约60%,包括exon12、14、18突变,exon12突变多发生于小肠IFP,而exon18突变(约45%),尤其c.2525A>T(p.D842V)多发生于胃IFP。*PDGFRA* 突变与病灶大小具有相关性,小于0.5cm病灶未见 *PDGFRA* 突变。

　　治疗上推荐内镜下局部切除,一般不易复发。由于IFP含有增生的血管和炎性水肿的间质,ME可见到不规则微血管结构、隐窝增宽,往往与早癌难以区分,但前者小血管增生不伴随血管分支广泛增厚,可与早癌进行鉴别。尽管如此,溃疡、结节状生长、不规则血管边缘是IFP的高危表现,出现上述内镜下表现应及时予以切除。

【特别提示】

▶ 单发,带蒂或亚蒂状隆起性病变;表面覆盖正常胃黏膜,周边可有黏膜桥,微结构和微血管形态规则;EUS示起源于黏膜或黏膜下层,均匀低回声结节,边界不清。

▶ 由梭形细胞组成,可围绕增生的血管呈"洋葱皮样"结构,伴间质嗜酸性粒细胞浸润;免疫组化CD34多阳性;可见 *PDGFRA* 突变。

(王瑜琪　姜珊珊)

六、胃淀粉样变性

【病史特点】　　女,72 岁,腹痛伴黑便 2 个月。

患者 2 个月前无明显诱因下出现腹痛,伴黑便,具体量不详。胃镜提示胃窦巨大溃疡(恶性考虑)。既往高血压、肺结核、肾萎缩病史,母亲曾患胃癌。

【重要辅助检查】　　腹部 CT:胃窦壁增厚,考虑胃癌(T4 可能);

小肠 CT 造影:小肠 CT 增强扫描未见确切异常。胃窦部黏膜广泛强化减弱,考虑早期病变;直结肠局部肠壁略增厚;网膜及系膜轻度增厚;

免疫固定电泳:免疫分型 λ 链阳性;

粪常规:大便隐血++。

【内镜检查】　　胃窦部见广泛、不规则溃疡,边界欠清,局部见黏膜增厚,蠕动差,易出血(图 5-0-14A、B),治疗 18 个月后复查内镜见病变处黏膜稍发白、边界不清(图 5-0-14C)、NBI 下茶色征阴性(图 5-0-14D)。

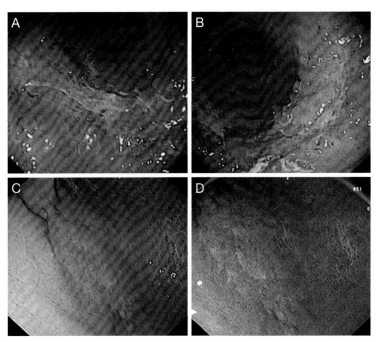

图 5-0-14　白光、NBI 内镜表现

【疾病诊断与治疗】　　内镜发现胃窦部巨大溃疡,结合病理诊断淀粉样变性(轻链型)累及胃肠道,予硼替佐米治疗,复查胃肠镜见病灶好转,随访 2 年无不适症状。

【病理诊断】   淀粉样变性(图 5-0-15)。

特殊染色:刚果红+,结晶紫+,PAS-。

免疫组化:Kappa 弱+,Lambda +,提示轻链型淀粉样变性。

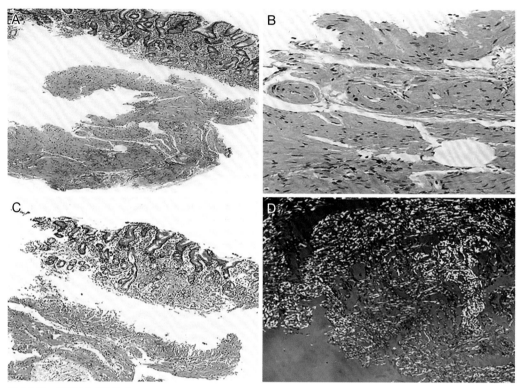

图 5-0-15   组织学及特殊染色

A.低倍视野,活检组织示黏膜肌层较正常平滑肌组织淡染;B.示 A 图局部放大高倍视野,黏膜肌层局灶呈淡嗜酸性的无结构物沉积;C.淀粉样沉积物在光学显微镜下呈橙色;D.刚果红染色,淀粉样沉积物在偏光显微镜下呈苹果绿双折射。

【延伸阅读】   淀粉样变性(amyloidosis)是由于蛋白质折叠异常而形成的具有 β 片层状结构的纤维性淀粉样蛋白,在细胞外沉积而导致脏器损害的病症,目前已知 37 种蛋白可发生淀粉样变性,常累及肾脏、心脏、神经系统等,胃肠道受累率约 3.2%,多表现为系统性淀粉样变,而局部病例相对罕见。第一例胃淀粉样变性病例在 1902 年由 Steinhaus 报道,患者临床诊断为胃癌,而后续的尸检中发现幽门区胃壁因淀粉样沉积而增厚。

胃淀粉样变性好发于中老年人,无明显性别差异,其中局限性病例报道极少,主要发生在胃体和胃窦部,受累部位肉眼呈现蜡样改变。胃淀粉样变性可以引起胃部运动异常,出现胃弛缓、吸收不良、出血、假性梗阻等临床表现。

系统性淀粉样变累及胃可分为4种类型：①原发性淀粉样变性，系获得性免疫球蛋白轻链过表达所致，主要见于单克隆浆细胞病或其他B淋巴细胞增殖疾病；②家族淀粉样变性，其中遗传型因遗传致基因突变，导致引起该基因编码的蛋白易发生错误折叠，最常见的是甲状腺素转运蛋白（TTR）沉积（ATTR），而野生型ATTR，旧称为老年性系统性淀粉样变性，由野生型的TTR错误折叠和聚集引起（wild-type ATTR）；③继发性淀粉样变性，可以继发于感染性、炎症性疾病和恶性病变，其发生是由于急性时相反应物-血清淀粉样蛋白A（SAA）的降解；④β2微球蛋白聚合沉积型，主要发生在长期做血液透析的患者中，无法通过透析膜的β2微球蛋白在血浆内积聚进而发生错误折叠、沉积。不同种淀粉样变内镜下表现各不相同，原发性淀粉样变主要沉积蛋白是免疫球蛋白轻链（AL），内镜下常表现为息肉样隆起；继发性淀粉样变性沉积蛋白可为AL和血清淀粉样蛋白（AA），其中AA易沉积于黏膜固有层及黏膜下层小血管壁周围，典型表现为黏膜细颗粒状外观和黏膜脆性增加、糜烂；家族型和β2微球蛋白型由于淀粉样蛋白沉积在固有肌层及浆膜下，内镜下常不具特异性表现。NBI-ME有助于与胃癌进行鉴别，黏膜内淀粉样蛋白沉积在NBI-ME下呈灰绿色，血管异常扭曲。EUS可见正常层状结构的丧失和增厚的低回声胃壁。严重者消化道造影可呈幽门梗阻，胃排空迟缓等类似胃轻瘫表现。

胃内最常见的AL型淀粉样变由潜在浆细胞异常增生引起单克隆免疫球蛋白轻链沉积所致，通常伴有显著的遗传学异常，如t（11,14）、1q21扩增等。血清淀粉样物质、载脂蛋白E等在淀粉样原纤维形成中亦发挥重要作用，加速淀粉样变过程。除主要的四种类型外，少数病例报道提示累及胃肠道的淀粉样变性可由溶菌酶基因突变所致。

根据AL淀粉样变指南，有症状的患者直接活检验证是胃肠道淀粉样变的主要诊断标准。淀粉样变性在光学显微镜下常呈现淡嗜酸性的无结构物沉积在腺体周围间质或血管壁，其内细胞稀少或缺乏。偶可观察到淀粉样变性伴有异物反应和浆细胞浸润。鉴定淀粉样蛋白的"金标准"是刚果红染色，当与染料结合时，淀粉样沉积物在光学显微镜下呈橙色，在偏光显微镜下呈苹果绿双折射。淀粉样变性的刚果红染色的特异性几乎是 100%。淀粉样蛋白分型的几种评估方法包括免疫组化、免疫荧光染色、免疫电镜和基因检测。例如电子显微镜下可显示出宽度 7.5~10nm 的极细纤维。进一步可利用针对 AA、免疫球蛋白轻链、TTR、β2M 的特异性抗体进行免疫染色从而确定变性病型。淀粉样变性需与胶原性结肠炎、纤维化或弹力纤维瘤样改变进行鉴别。

一旦活检确诊胃内淀粉样物质沉积,需进行肾脏超声、心脏超声、骨髓活检、肠道活检、本周蛋白检测等评估全身其他器官及系统受累情况。PET/CT 在鉴别局灶性及全身性淀粉样变具有一定的价值。局灶性胃淀粉样变一线治疗是观察/支持治疗或手术切除淀粉样物质沉积区域,目前暂无术后复发的报道,但在术后特别是前 5 年需进行密切随访和定期检查。系统性胃淀粉样变需根据病型尽早治疗原发病,加强多学科共同管理。

【特别提示】

▶ 内镜下表现与蛋白沉积类型相关(AL 型沉积于黏膜下层和固有肌层,呈息肉样隆起;AA 型沉积于黏膜固有层及黏膜下层小血管壁周围,呈细颗粒状外观、黏膜脆性增加和糜烂;ATTR、Aβ2M 型沉积在固有肌层及浆膜下);NBI-ME 呈灰绿色,血管扭曲;EUS 示层状结构丧失、胃壁增厚且回声减低。

▶ 淡嗜酸性的无结构物沉积在间质或血管壁,细胞稀少或缺乏;刚果红染色呈偏光显微镜下苹果绿双折射。

(李余轶　陶思琪)

参考文献

1. YAMANAKA K, MIYATANI H, YOSHIDA Y, et al. Malignant transformation of a gastric hyperplastic polyp in a context of Helicobacter pylori-negative autoimmune gastritis: a case report [J]. BMC Gastroenterol, 2016, 16(1):130.

2. CHO H, HASHIMOTO T, NAKA T, et al. Activating KRAS and GNAS mutations in heterotopic submucosal glands of the stomach [J]. J Gastroenterol, 2022, 57(5):333-343.

3. KIM J Y, AHN S, KIM K M, et al. Gastric Inverted Polyps-Distinctive Subepithelial Lesions of the Stomach: Clinicopathologic Analysis of 12 Cases With an Emphasis on Neoplastic Potential [J]. Am J Surg Pathol, 2021, 45(5):680-689.

4. YANG C W, CHE F, LIU X J, et al. Insight into gastrointestinal heterotopic pancreas: imaging evaluation and differential diagnosis [J]. Insights Imaging, 2021, 12(1):144.

5.　HARIMA H,KIMURA T,HAMABE K,et al. Invasive inflammatory fibroid polyp of the stomach:a case report and literature review ［J］. BMC Gastroenterol,2018,18（1）:74.

6.　GARMPIS N,DAMASKOS C,GARMPI A,et al. Inflammatory Fibroid Polyp of the Gastrointestinal Tract: A Systematic Review for a Benign Tumor ［J］. In Vivo,2021,35（1）:81-93.

7.　HODAN R,CHARVILLE G W,LADABAUM U. Hereditary inflammatory fibroid polyps caused by germline pathogenic variants in PDGFRA:Refining PDGFRA-mutation syndrome ［J］. Cancer Genet, 2021,256-257:106-109.

8.　NAGAO S,TSUJI Y,SAKAGUCHI Y,et al. Inflammatory fibroid polyp mimicking an early gastric cancer ［J］. Gastrointest Endosc,2020,92（1）:217-218.

9.　IIDA T,YAMANO H,NAKASE H. Systemic amyloidosis with gastrointestinal involvement:Diagnosis from endoscopic and histological views ［J］. J Gastroenterol Hepatol,2018,33（3）:583-590.

第六章
其　他

本章主要讲黏膜黑色素瘤。

【病史特点】 　男,55 岁,间歇黑便半个月。

患者半个月前因黑便在当地医院就诊,查胃镜发现贲门隆起,性质待定。既往高血压病史。无黑色素瘤疾病史。

查体:患者全身皮肤、眼、口腔及肛门黏膜未见色素痣。

【重要辅助检查】 　粪便隐血+++;血红蛋白 84g/L。

胃增强 CT:胃底、贲门部壁增厚,局部呈肿块样改变,大小约 3.2cm×1.8cm,向腔内生长,相应黏膜线缺失,浆膜面尚光整(图 6-0-1A,箭头所示),增强扫描不均匀中度强化(图 6-0-1B,箭头所示)。提示:胃底、贲门部占位,胃肠间质瘤考虑。

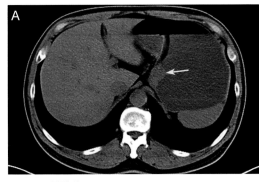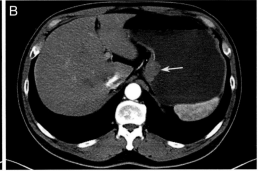

图 6-0-1　胃增强 CT

【内镜检查】 　贲门口见一不规则肿物,范围约 5cm,其口侧食管下段黏膜灰褐色,肿物内见溃疡及隆起灶,隆起部分表面见弥漫白苔和多处黑痂,触之易出血(图 6-0-2)。

【疾病诊断与治疗】 　内镜发现一大小约 5cm、伴溃疡肿物,GIST 不能除外。予手术切除治疗,术中病理提示上皮样细胞肿瘤,GIST 首先考虑,NEN 不能除外,予胃肿瘤切除术。术后病理诊断为黏膜黑色素瘤,遂追加复杂腹腔粘连松解术+开腹胃癌根治术(全胃切除+D2 淋巴结清扫+食管空肠 Roux-en-Y 式吻合),术后病理未发现肿瘤残留及淋巴结转移。

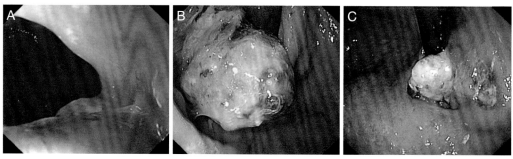

图 6-0-2　白光内镜表现

　　术后行特瑞普利单抗(抗 PD-1 受体的全人源单抗)免疫治疗 8 次,无不良反应。随访 14 个月,患者无不适主诉,影像学等检查未见肿瘤复发或转移。

【病理诊断】　　黏膜黑色素瘤,大小 6cm×3.5cm,累及黏膜和黏膜下层,侵犯食管鳞状上皮,未见明确脉管、神经侵犯(图 6-0-3)。

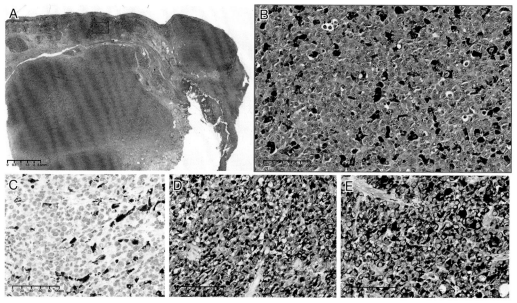

图 6-0-3　黏膜黑色素瘤病理组织学及免疫组织化学染色图像

A. 低倍视野,肿瘤细胞浸润性生长,弥漫片状分布,主要位于黏膜下层;B. 高倍视野,肿瘤细胞呈多形性,黏附性差,体积较大,细胞核空泡状,核仁明显,肿瘤细胞内及细胞间可见黑色素颗粒;C. 免疫组化 CK(AE1/AE3)肿瘤细胞阴性;D. 免疫组化标记 HMB45,肿瘤细胞弥漫细胞质阳性;E. 免疫组化标记 Melan-A,肿瘤细胞弥漫细胞质阳性。

【延伸阅读】

胃黏膜黑色素瘤（mucosal melanoma of the stomach）是发生于胃的恶性黑色素细胞肿瘤，较罕见。在美国，黏膜黑色素瘤每年约 800 例，仅占恶性黑色素瘤的 0.8%~3.7%，而发生于胃的仅占所有黏膜黑色素瘤的 2.7%。诊断胃黏膜黑色素瘤应符合 4 个条件：①被病理证实的胃内单个黑色素瘤；②未同时发现其他部位类似的病变；③无黑色素瘤疾病史；④外科治愈性切除，且无病生存期大于 12 个月。本病例符合以上诊断条件。

胃黏膜黑色素瘤临床表现与其他上消化道疾病类似，可出现恶心、食欲减退、腹痛、黑便、贫血、消瘦等非特异症状。胃镜检查是发现胃黑色素瘤的主要方法，胃镜下病变呈息肉样、结节样、团块状隆起或溃疡型，也有部分呈斑片状平坦型，如有可见的色素沉积内镜下诊断则较容易，但如不存在色素或色素量少且分布不均，则难与 GIST、淋巴瘤、NEC 或分化差的胃癌等其他肿瘤鉴别，需病理加以明确。在本病例中，肿瘤局部斑点状黑色素沉积被血痂覆盖，影响了内镜医生在活检前考虑到胃黏膜黑色素瘤的可能。和转移性胃黑色素瘤相比，胃黏膜黑色素瘤往往单发，体积大、位于胃体（约 54%）。诊断胃黏膜黑色素瘤需首先排除转移，全面的体格检查、CT 及 PET/CT 等在鉴别诊断、指导治疗和判断预后等都有重要作用。

黏膜原发性与转移性恶性黑色素瘤在大体上各有特点，但在组织学及免疫组化表型上无明显区别，详见前文"转移性黑色素瘤"。

因胃内无黑色素细胞，关于胃黏膜黑色素瘤的发病机理尚不清楚。目前存在两种假说：①在胚胎发育过程中，成黑素神经嵴细胞通过脐肠系膜管向胃内迁移，异位于胃黏膜，进一步发展为恶性肿瘤；②类似于食管恶性黑色素瘤，由胺前体摄取和脱羧（APUD）细胞异常分化而引发恶性肿瘤。

因胃黏膜黑色素瘤极其少见，目前尚无适用的分期系统，亦无既定的治疗指南。手术切除是胃黏膜黑色素瘤的首选治疗方法，而术后免疫治疗（programmed cell death protein-1，PD-1 或 cytotoxic T-lymphocytes associated antigen-4，CTLA-4）可增加患者的无病生存期，常被用于无法 R0 切除患者的一线或补充治疗；如存在特定基因突变，则靶向治疗（BRAF/MEK 抑制剂）也被一线推荐。另外，病灶内治疗，如注射 IL-2/溶瘤病毒（溶瘤病毒免疫疗法，talimogene laherparepvec，T-VEC）也可用于晚期病变。

胃黏膜黑色素瘤是高度恶性肿瘤,预后差,术后中位生存期仅 17 个月。近年来随着诊疗技术的进展,中位生存期明显提高,可达 5.7 年。

【特别提示】　▶ 黑褐色色素沉积;相较于转移性,体积更大、数量更少。

▶ 呈弥漫浸润生长;细胞上皮样或梭形,核仁明显,核分裂活跃,细胞内及细胞间可见黑色素颗粒;可在上皮内 Paget 样扩散;黑色素标记(HMB45 和 Melan-A)及 S100 阳性。

(陈妙研　宋楷　陶思琪)

参考文献

1. REGGIANI H C,PONGELUPPI A C A,FERREIRA V,et al . Endoscopic diagnosis of gastric metastases from malignant melanoma:systematic review [J]. Clin Endosc,2022,55(4):507-515.

附录　切除标本病理学记录项目

项目	内镜切除标本	外科切除标本
标本类型	ESD,EMR	全胃切除,远端/近端胃大部切除标本
肿瘤部位(长轴)	U:胃上部(上 1/3 胃) M:胃中部(中 1/3 胃) L:胃下部(下 1/3 胃) EGJ:食管胃交界处	
肿瘤部位(短轴)	Ant:前壁 Post:后壁 Less:小弯 Gre:大弯 Circ:全周	
大体分型	0-Ⅰ:隆起型 0-Ⅱa:浅表隆起型 0-Ⅱb:平坦型 0-Ⅱc:浅表凹陷型 0-Ⅲ:凹陷型	1:隆起型 2:溃疡局限型 3:溃疡浸润型 4:弥漫浸润型 5:不能分类型
肿瘤大小	长径(mm)×垂直短径(mm)	
组织学类型	pap(乳头状腺癌),tub1(高分化管状腺癌),tub2(中分化管状腺癌) por1(实体型低分化腺癌),por2(非实体型低分化腺癌),sig(印戒细胞癌),muc(黏液腺癌),等	
浸润深度	T1a(M):局限于黏膜层内(肿瘤侵犯黏膜固有层或黏膜肌层) T1b(SM1):浸润至黏膜下浅层 T1b(SM2):浸润至黏膜下深层(浸润深度>500μm)	T1a(M):局限于黏膜层内(肿瘤侵犯黏膜固有层或黏膜肌层)内 T1b(SM):浸润至黏膜下层 T2(MP):浸润至固有肌层 T3(SS):浸润至浆膜下层 T4a(SE):侵犯浆膜(脏层腹膜) T4a(SI):突破浆膜侵犯邻近器官

续表

项目	内镜切除标本	外科切除标本
淋巴管侵犯	Ly0:淋巴管侵犯阴性	
	Ly1:淋巴管侵犯阳性	
静脉侵犯	V0:静脉侵犯阴性	
	V1:静脉侵犯阳性	
病灶内溃疡(瘢痕)	UL0:病灶内溃疡(瘢痕)阴性	
	UL1:病灶内溃疡(瘢痕)阳性	
切缘评估	HM0:水平切缘阴性	DM0:远端切缘阴性
	HM1:水平切缘阳性(断端距肿瘤,mm)	DM1:远端切缘阳性(断端距肿瘤,mm)
	VM0:垂直切缘阴性	PM0:近端切缘阴性
	VM1:垂直切缘阳性(基底距肿瘤,mm)	PM1:近端切缘阳性(断端距肿瘤,mm)
淋巴结转移情况	/	N0:未见区域淋巴结转移
		N1:引流区 1~2 个淋巴结阳性
		N2:引流区 3~6 个淋巴结阳性
		N3a:引流区 7~15 个淋巴结阳性
		N3b:引流区至少 16 个淋巴结阳性

示例:

1. 内镜切除示例　M,Ant,31mm×28mm,Type 0-Ⅱc,18mm×12 mm,tub1,pT1a(M),pUL0,Ly0,V0,pHM0(3mm),pVM0。

肿瘤部位(长轴),肿瘤部位(短轴),标本大小,肿瘤大体分型,肿瘤大小,组织学类型,浸润深度,淋巴管侵犯情况,静脉侵犯情况,病灶内溃疡(瘢痕),水平及垂直切缘(最近距离)。

2. 手术标本示例　L,Less,Type2,50mm×20mm,tub1>tub2,pT2(MP),Ly1,V1,pPM0(40mm),pDM0(12mm),pN1(2/13)。

肿瘤部位(长轴),肿瘤部位(短轴),肿瘤大体分型,肿瘤大小,组织学类型,浸润深度,淋巴管侵犯情况,静脉侵犯情况,近端及远端切缘(最近距离),淋巴结转移(阳性数量/检出总数)。

缩略语表

缩写	英文全称	中文释义
Ant	anterior wall	前壁
CEA	carcinoembryonic antigen	癌胚抗原
Circ	circle	全周
CO	crypt open	隐窝开口
CSP	corkscrew pattern	螺纹样血管
DL	demarcation line	清晰边界线
DM	distal margin	远端切缘
EFTR	endoscopic full-thickness resection	内镜下全层切除术
EGJ	esophagogastric junction	食管胃交界处交界部
EMR	endoscopic mucosal resection	内镜黏膜切除术
ESD	endoscopic submucosal dissection	内镜黏膜下剥离术
ESE	endoscopic submucosal excavation	内镜黏膜下挖除术
EUS	endoscopic ultrasound	超声内镜
FNP	fine-network pattern	精细网格样血管
Gre	greater curvature	大弯
H2R	histamine type 2 receptor	选择性 2 型组胺受体
HM	horizontal margin	水平切缘
Hp	Helicobacter pylori	幽门螺杆菌
IMSP	irregular microsurface pattern	不规则微表面结构
IMVP	irregular microvascular pattern	不规则微血管结构
IP	intervening part	隐窝间部
L	lower stomach	胃下部
LBC	light blue crest	亮蓝嵴
Less	lesser curvature	小弯
Ly	lymphatic invasion	淋巴管侵犯
M	middle stomach	胃中部
MCE	marginal crypt epithelium	隐窝边缘上皮
muc	mucinous adenocarcinoma	黏液腺癌
NBI	narrow band imaging	窄带成像技术
NBI-ME	narrow band imaging-magnifying endoscopy	窄带成像结合放大内镜技术

缩写	英文全称	中文释义
NSE	neuron specific enolase	神经元特异性烯醇化酶
pap	papillary adenocarcinoma	乳头状腺癌
pit		用放大内镜观察腺管开口部的形态,即腺窝状结构
PM	proximal margin	近端切缘
por1	poorly differentiated tubular adenocarcinoma (solid type)	实体型低分化腺癌
por2	poorly differentiated tubular adenocarcinoma (non-solid type)	非实体型低分化腺癌
post	posterior wall	后壁
PPI	proton pump inhibitor	质子泵抑制剂
sig	signet-ring cell carcinoma	印戒细胞癌
tub1	well differentiated tubular adenocarcinoma	高分化管状腺癌
tub2	moderately differentiated tubular adenocarcinoma	中分化管状腺癌
T1a（M）	T1a（mucosa）	肿瘤局限于黏膜层内(肿瘤侵犯黏膜固有层或黏膜肌层)
T1b（SM）	T1b（submucosa）	肿瘤浸润至黏膜下层
T2（MP）	T2（muscularis propria）	肿瘤浸润至固有肌层
T3（SS）	T3（subserosa）	肿瘤浸润至浆膜下层
T4a（SE）	T4a（serosa）	肿瘤侵犯浆膜(腹膜脏层)
T4b（SI）	T4b（grow through the Serosa Into adjacent organs/structures）	肿瘤突破浆膜侵犯邻近器官或结构
U	upper stomach	胃上部
UL	ulcer	溃疡(瘢痕)
V	venous invasion	静脉侵犯
VEC	vessels within epithelial circle	上皮环内血管形态
VM	vertical margin	垂直切缘
WGA	white globe appearance	白色球状物
WHO	World Health Organization	世界卫生组织
WOS	white opaque substance	白色不透明物质

编后记

　　孟子有云:"学问之道无他,求其放心而已矣。"用知识充实自我的一己之学,从未懈怠。尽管在书海森森的世界里,曾有多次放弃的念头,但一次次与早癌的"触碰"又让我在艰难之中,捡起了那颗想要放弃的心。我们从 2019 年开始策划准备,积累资料,数易其稿。"衣带渐宽终不悔,为伊消得人憔悴。"四年多的坚持,经过数十遍反复修改,我们终于敲完了书稿的最后一字。

　　在繁杂的编修过程中,我感动于参编人员在繁忙的临床工作之余付出的智慧和汗水,仍记得那无数的夜间和周末,消化内镜和病理医师一起讨论交流,一张一张图片,一个一个病例,一次一次修改。精选的 59 个病例,凝聚了大家多年的心血,特别是日本癌研有明医院平泽俊明教授消化内镜团队和河内洋教授病理团队提供了罕见的病例资料填补了空白。经历了新冠疫情,但所有参编人员仍然积极克服种种困难,无论线上线下都积极参与修改讨论,各种推进会、审稿会、定稿会等有数十次之多,特别要指出的是,其余主编、副主编在后期修改、润色中精益求精、严谨细致、一丝不苟的作风深深打动了我。因此,此书才能更好地完成编修工作。

　　着手准备之初,我向我的老师钱可大教授和姒建敏教授汇报了出书的事,得到了他们极大的鼓励和支持。让我非常感动的是,作为耆老大儒,他们仍时时关注资料准备的进度,经常打电话鼓励之余,也提出了许多宝贵建议。

　　在此书定稿之际,我的心中依然有很多的感动和感谢,无法在这里一一道来。谨以此记表达衷心感谢!

　　"君子之于学也,其不懈,犹上天之动,犹日月之行,终身亹亹,没而后已。"最后,我们期盼,随着病理分类的更新,我们今后也能够继续推出《基于组织学分类的早期胃癌病理和内镜图谱》更新版。

陆新良

二○二四年八月